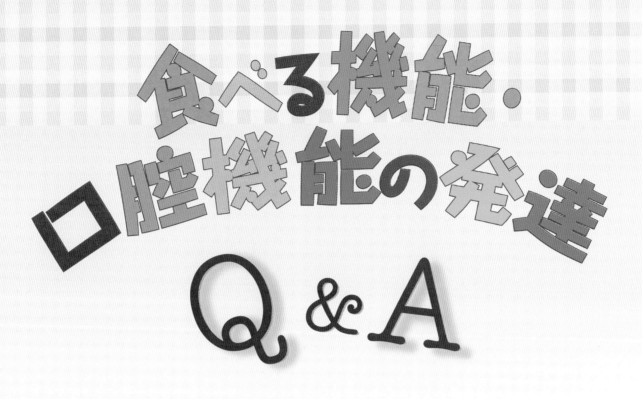

食べる機能・口腔機能の発達 Q&A

井上 美津子　田村 文誉

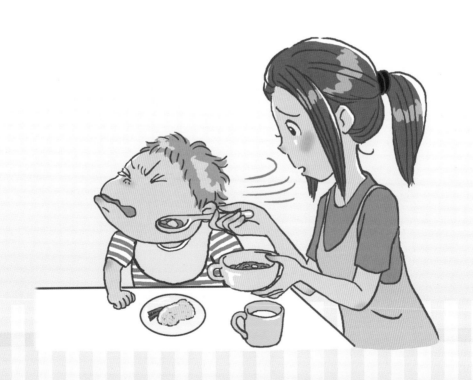

医学情報社

●イラスト●

ノコ ゆかわ

（ゴリラリゴ）

は じ め に

　子育ては楽しいですか？　もちろん，我が子はとても可愛く，愛おしい存在です．一方で，子育ては忙しく，時に思い通りにならずにイライラしてしまうこともあるでしょう．子育ての中でも，哺乳から離乳食，そして幼児食へと，食事に関することは日々，何回も繰り返されることであり，子育ての中の比重はとても大きなものです．

　哺乳の頃には，おっぱいや育児用ミルクを与える場所や時間に気を配らなくてはなりませんし，育児用ミルクであれば調乳してから与えなければなりません．また離乳食が始まれば，家族の食事とは別の離乳食を作ることになり，一日中食事を作ったり食べさせることで頭がいっぱいになります．そのため，心配なことがあったり，思い通りに進まなかったりすると，悩みごとに繋がってしまうことも少なくありません．

　この本を手に取ってくださった保護者のみなさんは，もしかしたら，お子さんの食べ方や口の機能について，何かしら気になっていることがあるのかもしれません．「ちゃんと食べられているかしら」「歯が生えるのが遅くないかしら」など，心配なこともあるかと思います．

　ですが，子どもの発達は千差万別，個人差がとても大きいものです．子どもによって，歯が生える時期が違ったり，食欲にも差があったり，家庭環境が違ったり……，もちろん性格や体格も違います．このようなことが，口の機能の発達には影響をしてきます．子どもは誰一人，マニュアル通りには育ちません．でも，それが個性というものです．

　この本を読んでいただき，保護者のみなさんが少しでも心配ごとから解放され，楽しく子育てしていただけたらと願っています．

筆者

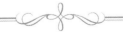

食べる機能・口腔機能の発達段階

	0〜2カ月	3〜4カ月	5カ月	6カ月	7カ月	8カ月	9カ月	10カ月
運動能力		首の座り	ねがえり	おすわり		ハイハイ		つかまり立ち
	哺乳反射							
離乳食			初　期		中　期			後　期
水分摂取	母乳・ミルク				スプーン飲み		コップ飲み	
歯の発育				乳切歯の生え始め				

6〜8カ月頃

乳歯の前歯 が生えはじめる

1歳頃

乳切歯 が生えそろう.
う行為から噛む行為へ…
に移行する

口の機能

　口腔の機能には，咀嚼（噛むこと）機能のほかに，嚥下（飲み込むこと），発音，呼吸などがあります．食べるときの一連の動きを専門的には「摂食嚥下」とよびます．

　これらの機能を正しく営むためには口腔環境を整え，形態を正しくしておく必要があります．形態と機能とは密接な関係にあります．

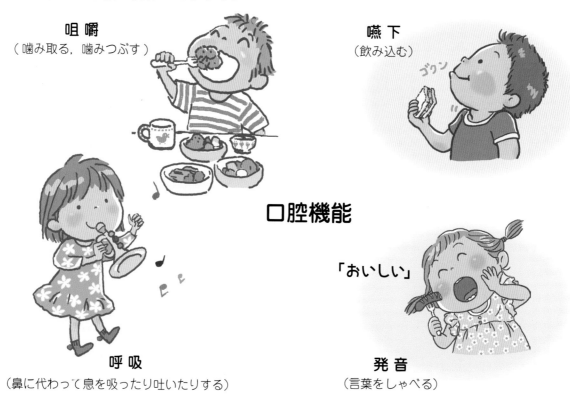

咀　嚼
（噛み取る，噛みつぶす）

嚥　下
（飲み込む）

ゴクン

口腔機能

「おいしい」

呼　吸
（鼻に代わって息を吸ったり吐いたりする）

発　音
（言葉をしゃべる）

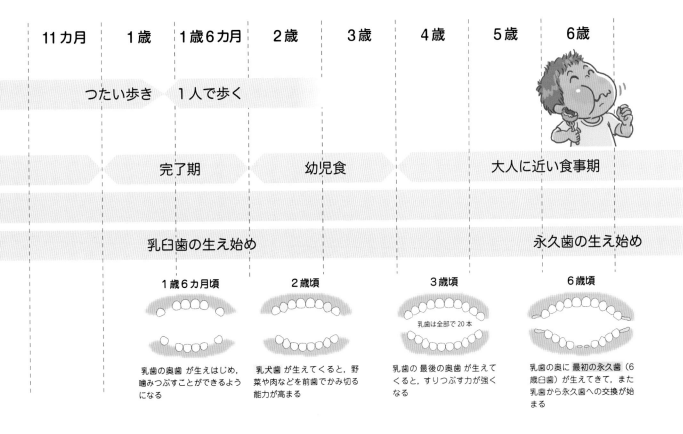

| 11カ月 | 1歳 | 1歳6カ月 | 2歳 | 3歳 | 4歳 | 5歳 | 6歳 |

つたい歩き　1人で歩く

完了期　　幼児食　　大人に近い食事期

乳臼歯の生え始め　　永久歯の生え始め

1歳6カ月頃

乳歯の奥歯 が生えはじめ，噛みつぶすことができるようになる

2歳頃

乳犬歯 が生えてくると，野菜や肉などを前歯でかみ切る能力が高まる

3歳頃

乳歯は全部で 20 本

乳歯の 最後の奥歯 が生えてくると，すりつぶす力が強くなる

6歳頃

乳歯の奥に 最初の永久歯（6歳臼歯）が生えてきて，また乳歯から永久歯への交換が始まる

子どもの食べ方のチェックポイント

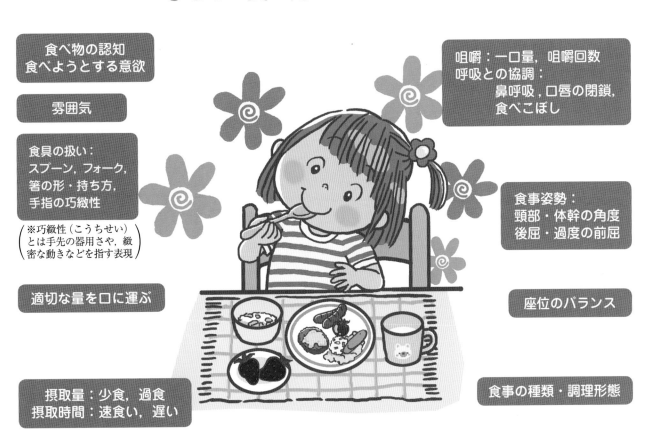

食べ物の認知
食べようとする意欲

雰囲気

食具の扱い：
スプーン，フォーク，
箸の形・持ち方，
手指の巧緻性

※巧緻性（こうちせい）
とは手先の器用さや，緻密な動きなどを指す表現

適切な量を口に運ぶ

摂取量：少食，過食
摂取時間：速食い，遅い

咀嚼：一口量，咀嚼回数
呼吸との協調：
　　鼻呼吸，口唇の閉鎖，
　　食べこぼし

食事姿勢：
頭部・体幹の角度
後屈・過度の前屈

座位のバランス

食事の種類・調理形態

目　次

COLUMN

NOTE

確認！

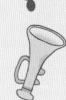

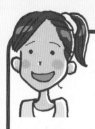

離乳食はいつから与えればいいのですか?

いま4カ月4週目です. 育児書には5カ月になったら離乳食を始めましょうと書いてありますが, まだお座りができていません. うちの子はいつ離乳食を開始したらいいでしょうか?

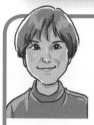

おっぱいを吸う反射（哺乳反射）が消えてからにしましょう. あせることはありません.

生後5～6カ月になって, しっかりと首が座り, 支えていればお座りができるようになってから開始してください. 成長には個人差がありますのであせらなくて大丈夫です. 人が食べているのを見て食べたそうにしたり, 涎を出したり, また哺乳反射が少なくなって赤ちゃんの口を刺激しても, 舌で食べ物を押し出さないようになったら, 離乳食を始めてもいいでしょう. 母乳だけではなく, 食事からも栄養がとれるようになる大事なスタートです. 赤ちゃんの様子をしっかりみて, 無理のない範囲で始めましょう.
（p.34 "発達の原則", p.35 "哺乳反射", p.40 "離乳食の開始時期" 参照）

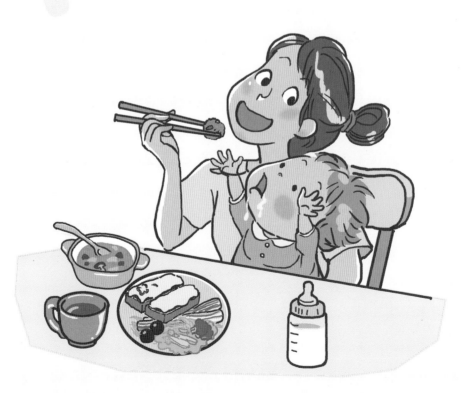

離乳の開始時期について

　2019年度版「授乳・離乳の支援ガイド」（厚生労働省）では，離乳の開始の目安として，スプーンなどを口に入れても舌で押し出すことがなくなる（哺乳反射の減弱），首の座りがしっかりして5秒以上座れる，食べ物に興味を示す，などがあげられています．これらの発達段階になるのが，おおよそ生後5，6カ月頃になります．

　実際に，保護者が離乳食を開始した時期について，平成27年度乳幼児栄養調査で報告がされています．平成27年度のデータでは，離乳食を生後6カ月で開始した場合が44.9％と最も多くみられました．一方，その前の平成17年度の調査では生後5カ月が46.8％と最も高かったことから，この10年間で1カ月遅い開始になっています．その昔は，生後4カ月に離乳食を始めましょう，などと早く開始するのがいいという風潮もありましたが，現在では個別性を重視し，子どもの発達に合わせるという考え方が，保護者の中でも主流になっています．発達面から考えると非常にいいことです．

　離乳開始については，子どもの発達には個人差があるため，何よりも子ども自身の「食べるサイン」に気づくことが大切です．近年増加している早産・低出生体重の子どもへの配慮も必要で，早産の場合は修正月齢を考慮する必要があることも忘れてはなりません．

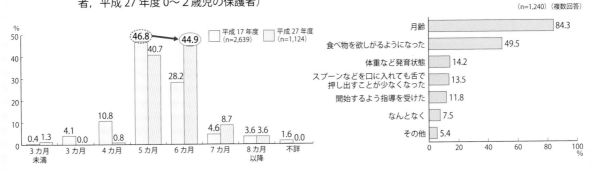

離乳食の開始時期※
（回答者：平成17年度0〜4歳児の保護者，平成27年度0〜2歳児の保護者）

離乳食の開始の目安
（回答者：0〜2歳児の保護者）

※離乳食を開始していない場合を除く
「授乳・離乳の支援ガイド」（平成19年3月）において，離乳食の開始時期が従前の「生後5カ月になった頃」から「生後5，6カ月頃」に変更された．

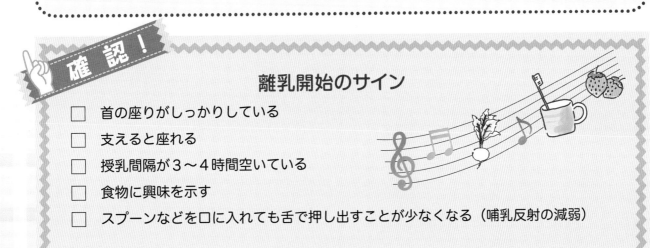

確認！

離乳開始のサイン

☐ 首の座りがしっかりしている
☐ 支えると座れる
☐ 授乳間隔が3〜4時間空いている
☐ 食物に興味を示す
☐ スプーンなどを口に入れても舌で押し出すことが少なくなる（哺乳反射の減弱）

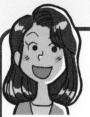

ストローが便利だと思うのですが，コップ飲みとストロー飲みはどちらがいいのでしょうか？

　7カ月半になり，2回食です．7〜8カ月になったらストローやコップの練習を始めると聞きますが，ストロー飲みとコップ飲みは違うのですか？　ストローの方がこぼさずにすんで便利だと思うのですが，どちらを先に始めればいいのでしょうか．

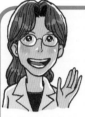

コップ飲みの練習から始めましょう．コップ飲みができるようになってから，ストローを使わせるといいでしょう．

　ストロー付きマグやスパウト※はこぼさなくてすむので，外出したときなどにはたしかに便利なものですが，早期に使用を始めると哺乳のときのように舌で巻き込んで吸おうとするので（p.35 "哺乳反射" 参照），本来のストローでの吸い方とは違ったやり方を覚えてしまいがちです．まずはコップでの飲み方を練習させましょう．唇を使って飲むストローは，コップ飲みが上手になってから使ったほうがいいでしょう．

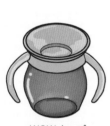

WOW カップ

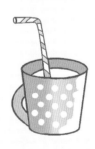

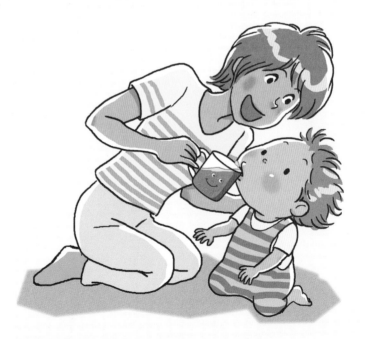

※スパウト：大きめで短いストローのような飲み口がコップの先端についたマグのことで，哺乳ビンの乳首とストローの中間にあるものです．スパウトでの飲み方は，マグを哺乳ビンのように上から傾けて飲ませるので，哺乳に近い飲み方になります．使うとしたらコップ飲みやストロー飲みの前ですが，とくに使う必要はありません．

スプーン飲みから始めましょう

　ストローは外出したときなどに便利で都合のよいものですが，離乳の初期や中期にはまだ正しい飲み方ができません．哺乳反射が消えたといっても，乳首に似た筒状の形のものが口の中に入ってくると，赤ちゃんは母乳を飲むときの動きをしてしまいます．つまり，ストローを口の奥まで引き込んで，舌で巻き込んでチュッチュッと吸うような飲み方になります．これではいつまでたっても，口の中に溜めてから飲み込むという水分の飲み方が育ちません．

　水分を飲む練習の最初には，スプーンを横向きにして使うなど，縁の角度の小さいものを使うと飲みやすくなります．水分をコップから飲むためには，上下の唇でコップの縁をはさみ込む必要があり，唇の力が弱いうちは縁の角度が大きいとはさみ込むことが難しいからです．スプーンで練習して徐々に唇の力がついてきたら，コップで飲むようにしていきます．初めは一口ずつ飲んでいきますが，上唇を使ってすすり込むことや口の中に溜めながら飲むことなどを覚えてくると，だんだん連続してゴクゴクと飲めるようになります．

　コップ飲みが上手にできるようになってから，ストローの練習をするようにしましょう．練習する時には，ストローの先端が上下の前歯のあたりを越えて中に入らないようにして，上下の唇でくわえさせましょう．

ストローが便利だと思うのですが，コップ飲みとストロー飲みはどちらがいいのでしょうか？

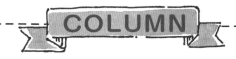

スプーンとその握り方の発達

1. 介助されて食べる

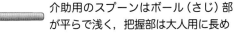

　　　　　　介助用のスプーンはボール（さじ）部が平らで浅く，把握部は大人用に長め

2. 自分で食べる
　手のひら握り（1歳）

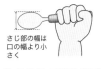

さじ部の幅は口の幅より小さく

手のひら全体で握る逆手
（さじ部が小指側）

平らで浅いほうがよい

手のひら全体で握る順手
（さじ部が親指側）

　指握り（1歳〜2歳）

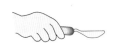

指先の方に力が入って握るようになる

指先の方に力が入って握る（フィンガーグラスプ）

　鉛筆握り

親指・人差し指・中指の3指を使って握る（ペングリップ）

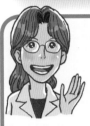

離乳食をあまり食べず，母乳を欲しがります．母乳中心でまだ大丈夫でしょうか？

9カ月になり3回食になったのですが，お腹が空くと母乳を欲しがり，離乳食をあまり食べてくれません．このまま母乳中心でもいいでしょうか？

生後8～9カ月を過ぎると，母乳だけでは発育に必要なエネルギーや栄養素を供給するのが難しくなるので，離乳食からも摂取する必要が出てきます．

離乳食を食べてくれないと，つい母乳やミルクに頼ってしまいがちですね．お腹が空いて母乳を欲しがって泣いてしまうと，あせって先に母乳を与えることなどしていませんか？まず離乳食を先に食べさせる工夫をしてみましょう．

離乳の初期は，母乳やミルクでのエネルギー摂取が主体でもいいのですが，生後8～9カ月ごろになると摂取すべきエネルギーも増え，母乳やミルクでは栄養素も不足してくるので，離乳食の必要が高まってきます．

離乳食の食形態をステップアップさせていくことで，赤ちゃんの口の機能も発達します．家族と一緒の食卓で離乳食を与えて，少しずつでも食べるようにしていきましょう．その後に，母乳やミルクを補うようにします．

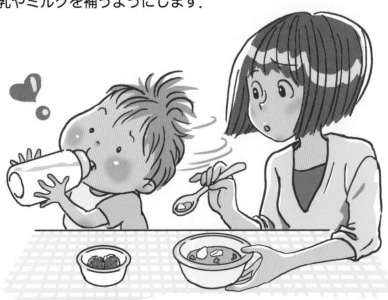

あせる必要はありません

　離乳食を徐々にでも食べられるようになれば，母乳やミルクの量は自然に減ってきますので，あせる必要はありませんが，今後の栄養摂取を考えて食べる練習をしていきましょう．

　離乳初期は，まだ大半のエネルギーを母乳やミルクから摂取しますが，後期になり3回食になると，通常はだんだん離乳食からの摂取エネルギーが増えてきて，1歳ごろには半々くらいになってきます．離乳食をあまり食べてくれないという場合も，いろいろな理由が考えられます．母乳が大好きで，母乳で食欲が満たされてしまうと，離乳食に関心が向かないこともあります．

　乳歯の萌出が遅い子どもでは，月齢に合わせた離乳食では口の機能が追い付かないことも考えられます．食材の選択や調理方法など，見直してみることが必要かもしれません．

　また，ハイハイなどを十分やらせてあげて，少しお腹が空いたところで家族と一緒の食卓で離乳食を与え，大人がおいしそうに食べることで食べ物への興味が出てくることもあるでしょう．まずは離乳食を先に与えて，母乳やミルクはその後で与えるようにしましょう．

摂取エネルギーと脂肪エネルギー比の月齢による推移

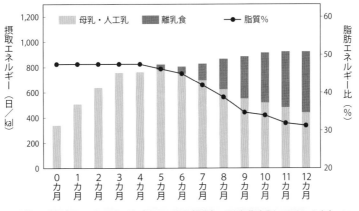

（「上手に食べるために 3」〈p21，藤谷朝実〉，医歯薬出版，2016. より）

フォローアップミルクも使ってみましょう

　母乳は鉄分が非常に少ないため，母乳主体では貧血のリスクも出てきます．生後半年くらいまでは，胎児期に母体内で蓄えた鉄分で補うことができますが，7〜8カ月ごろになると母乳だけでは鉄分が不足して貧血になりやすくなります．月齢に応じて赤身の魚や肉，レバー，卵，大豆などを取り入れることが大切です．鉄分の多い食品を摂取していくことは，全身的な成長の面でも重要です．ミルクとして与えるばかりでなく，離乳食の素材としてフォローアップミルクを使用することで，鉄分を補うこともできます．

　フォローアップミルクは，離乳食では偏りがちな栄養を補う目的で開発・販売されているミルクです．母乳や離乳食で不足しがちな鉄やカルシウムが入っているため，9カ月以降に使用します．必ず飲ませる必要があるものではありませんが，離乳食が進まず母乳の割合が高い場合は，鉄分不足のリスクが高いので，上手に利用するといいでしょう．

離乳食をあまり食べず，母乳を欲しがります．
母乳中心でまだ大丈夫でしょうか？

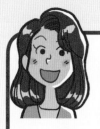

市販の離乳食を買うときの注意点はありますか？

10カ月児ですが，保育園に預けています．なかなか時間がなく，離乳食を作ってあげられることが少ないのですが，市販の離乳食を買うときの注意点を教えてください．

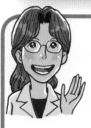

咀嚼力に合った食材を選びましょう．表示されている適応年齢（月齢）だけでなく口の機能の発達に合った離乳食にしましょう．

市販のベビーフードには，適応する月齢が表記されていますが，口の機能がどのくらい発達し，咀嚼力がついているかは，子どもによって差があります．

市販のベビーフードは，日本ベビーフード協議会が自主規格を作成し，食品添加物などの基準を設けて表示がなされています．しかし，メーカーによっても離乳食の形状や物性は異なることもあります．子どもの歯の生え方や口の機能に合ったものを選ぶ必要があるため，子どもに与える前に一口食べてみて，食材の固さや大きさ，味付けなどを確認してください．子どもの食べる様子を見て，うまく食べられているかどうかを確かめましょう．歯の生え方が遅めの子どもには，月齢より少し手前の時期のベビーフードのほうが食べやすいでしょう．

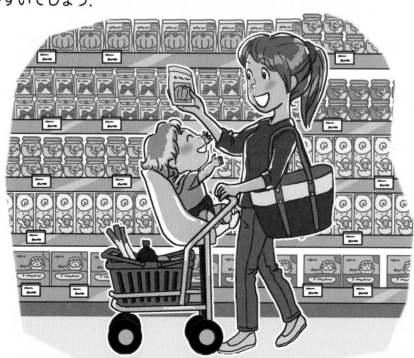

ベビーフードの上手な利用を

　忙しい時に，離乳食のすべてを手作りするのは親の負担も大きいものです．ベビーフードを上手に利用して負担の軽減を図るとともに，手作りの離乳食と併用することで食事内容も豊かになります．楽しんで食事ができるように工夫しましょう．

　ベビーフードは，保護者が自分で離乳食を作る場合の見本となることなどの利点もある反面，ベビーフードにばかり頼ると問題が出てきます．ベビーフードだけの食事では栄養素などのバランスがとりにくい場合があることや，製品によっては子どもの咀嚼機能に対して軟らかすぎることがあるなどの問題が指摘されています．

ベビーフードを利用するときの留意点

子どもの月齢や固さの合ったものを選び，与える前には一口食べて確認を

　味や固さの確認と温める場合は温度を確かめ，子どもの食べ方から食形態が適切かを確認します．

離乳食を手づくりする際の参考に

　ベビーフードの食材の大きさ，固さ，とろみ，味付け等が，離乳食を手づくりする際の参考になります．

用途に合わせて上手に選択を

　そのまま主食やおかずとして与えられるもの，調理しにくい素材を下ごしらえしたもの，家庭で準備した食材を味つけするための調味ソースなどが市販されているので，用途に応じて選択します．

料理や原材料が偏らないように

　2回食以降は，ベビーフードの品名や原材料を確認し，主食，主菜，副菜，果物が揃う食事内容にしていきましょう．

開封後の保存には注意して．食べ残しや作りおきは与えない

　食品表示をよく読んで適切に使用してください．

（「授乳・離乳の支援ガイド 2019」より引用改変）

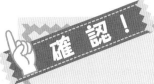

離乳の始め方のポイント

- ☐ 機嫌や健康状態のよいときに始める
- ☐ 午前中の授乳前に与える
- ☐ 初めて与える食品は1日1品1さじから始める
- ☐ なめらかにすりつぶした状態のものから始める
- ☐ つぶし粥から始め，すりつぶした野菜なども試す
- ☐ 慣れてきたら，つぶした豆腐・白身魚・卵黄などを試す
- ☐ 食べさせるときは，少量を下唇の上に載せる（上唇になすりつけない）

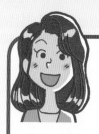

もぐもぐ，ごっくんはいつになったらできるようになりますか？

いま 11 カ月ですが，離乳食をあまり噛まずに飲み込んでしまいます．むせてしまうこともあります．どうしたらよく噛むようになりますか？　いつになったらうまく噛んで飲み込めるようになるのでしょうか？

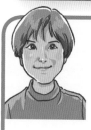

乳歯の奥歯が生えそろうと上手に咀嚼できるようになりますので，それまでは，食材や調理方法を工夫するといいでしょう．

よく噛まないといけない食材はまだ難しいので，徐々に噛む習慣をつけていきましょう．子どもと一緒に食事をするときは，噛んで食べているところを見せてあげましょう．子どもは真似が大好きです．2歳頃になれば，言葉の意味も理解できるようになるので，成長に合わせて「よく噛んで食べると美味しいね」といった声かけも大切になっていきます．

2歳半頃に生えてくる乳臼歯が噛み合って乳歯が 20 本生えそろうと，大体の食べ物を咀嚼することができるようになります．しかし，むし歯があるために痛くて噛めなかったり，噛み合わせが悪くて上下の歯がきちんと噛み合っていなかったり，口呼吸のために息が苦しくて長く噛んでいられなかったりするなどの理由で，うまく噛めない場合もあります．一度，歯科でチェックしてもらうといいでしょう．

また，成長とともに，機能だけではなく味や食感の好みも変わっていきますので，本人の能力や好みに合わせて食材や調理方法を変えていくようにしましょう．

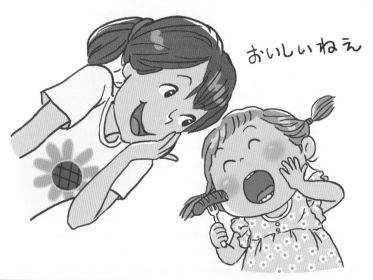

おいしいねぇ

噛んでいるときの口の動きを確認しましょう

　離乳後期頃の9〜11カ月になると，咀嚼の基礎となる「すりつぶす＝噛む」動きができるようになります．口に入った固めの食べ物，繊維質の食べ物を，舌で奥の歯ぐきや歯の上に運び，すりつぶして食べられるようになるのです．このとき，舌や下顎が上下左右斜めに複雑に動きます．飲み込む前によく噛めているか，みてみましょう．

	離乳初期 生後5〜6カ月頃	離乳中期 生後7〜8カ月頃	離乳後期 生後9〜11カ月頃	離乳完了期 生後12〜18カ月頃
歯の萌出の目安		乳歯が生え始める		1歳前後で前歯が8本生えそろう 離乳完了期の後半頃に奥歯（第一乳臼歯）が生え始める
摂食機能の目安	口を閉じて取り込みや飲み込みが出来るようになる パックン	舌と上顎でつぶしていくことで出来るようになる モグモグ	歯ぐきでつぶすことが出来るようになる カミカミ	歯を使うようになる

（「授乳・離乳の支援ガイド」厚生労働省，2019年改訂版より抜粋・改変）

確認！　あまり噛まない，噛まずに飲み込んでしまうときのチェックポイント

ポイント1：食べ物の形態は適当ですか？

☐　未熟な噛む力でもすりつぶせますか？

☐　歯の生えている状態に合わせたメニューになっていますか？

ポイント2：歯はそろっていますか？

☐　かじりとるための前歯は生えていますか？

☐　すりつぶすための奥歯（乳臼歯）は生えていますか？

☐　すりつぶすための奥歯（乳臼歯）は噛み合っていますか？

ポイント3：噛む動きはできていますか？

☐　食べ物が口に入っているとき，唇は閉じていますか？

☐　左右の口角は非対称に動いていますか？

☐　噛んでいる奥歯の方に，唇や下顎が寄っていますか？

☐　舌は横に動いていますか？

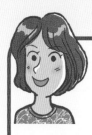

奥歯が生えてきたら固いものを与えたほうがいいのでしょうか？

　1歳2カ月になり，奥歯（乳臼歯）が生えてきそうです．固いものを食べると歯や顎が丈夫になるというのは本当でしょうか？　野菜スティック，スルメやコンブを食べさせたほうがいいのですか？

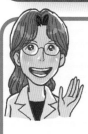

奥歯が生えてきたからといってすぐに固いものが食べられるわけではありません．段階的に噛む力をつけていきましょう．

　固いものを食べるためには，上下の奥歯が生えてきて，きちんと噛み合うことや，噛む力の発達が必要です．また，1歳前半に生える最初の奥歯（第一乳臼歯）は，まだ噛む面が小さく噛む力も弱いので，固いものというよりは噛みつぶす程度で飲み込みやすい食材から練習していく必要があります．スルメやコンブはまだ噛み切れませんし，野菜スティックも生野菜ではなく茹で野菜のほうが噛みやすいでしょう．

　咀嚼機能に合わない食事では，うまく噛めないために，「丸呑み」「溜める」などの食べ方の問題や，喉に詰まらせるなどの事故（窒息事故）につながる恐れがあるので，気をつけましょう．

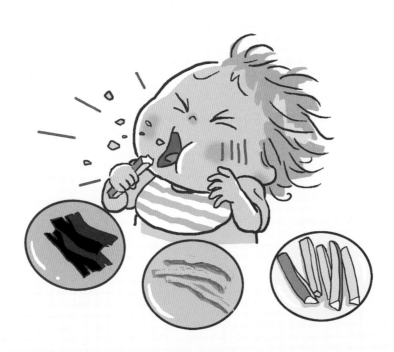

18

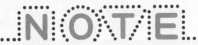

奥歯の生え方に合わせて咀嚼力を育てる

　奥歯が生えてきたからといって，急に大人と同じようなものを食べられるわけではありません．咀嚼機能の発達には，歯が生えることばかりでなく，唇や舌，顎などの協調した動きの発達が必要です．咀嚼のベースとなる口の動きは1歳ごろまでの離乳期に獲得されます．そして，1歳前半に第一乳臼歯が生えてくると"歯を使った咀嚼"の練習が始まりますが，生え始めはまだ歯ぐきでつぶせる固さの食べ物や煮込んだりして軟らかくしたものを与えます．

　上下の第一乳臼歯がしっかり噛み合うようになったら，段階的に固さのある食べ物に慣れるようにしていきます．ただし，第一乳臼歯は咬合面が小さく，咬合力も低いため，噛みつぶすことはできてもすりつぶすことはできません．

　固いものではなく，噛みつぶす程度でまとまりやすい卵焼きやおでんの大根，煮込みハンバーグ，コロッケなどが適しているでしょう．また，ひき肉はつなぎを加えて肉団子にしたり，ブロッコリーも軟らかめに茹でてマヨネーズであえるなど，調理を工夫すれば食べやすくなります．このように，噛みやすい食べ物で咀嚼や食べる意欲を育てていくことが大切です．

　うまく噛めない食品では，丸呑みしたり，いつまでも口の中に溜めたりという食べ方にもつながりやすくなります．また，生のにんじんやリンゴなどはうまく噛めずにすべって喉の方に入ると，窒息を起こすことがあるので注意が必要です．

　"噛みごたえのある食べ物"は，第二乳臼歯が生えて噛み合うようになる2歳半から3歳を過ぎてから，少しずつ食事に取り入れていくといいと思います．その頃にはすりつぶしもできるようになるので，固いものや乾燥した食べ物も，よく噛んで唾液と混ぜ合わせることで，飲み込みやすくすることができます．

COLUMN

離乳期から幼児期前半の子どもが苦手な食材

ペラペラしたもの…………レタス，わかめ
皮が口に残るもの…………豆，トマト
噛みちぎりにくいもの……かたまり肉，エビ，いか
弾力のあるもの……………こんにゃく，かまぼこ，きのこ
まとまりにくいもの………ブロッコリー，ひき肉
唾液を吸うもの……………パン，ゆで卵，さつまいも
匂いの強いもの……………にら，しいたけ
誤嚥しやすいもの（または喉に詰まらせやすいもの）
　　………………………こんにゃくゼリー，もち

（「歯からみた幼児食の進め方」小児科と小児歯科の保健検討委員会，
小児医事出版社，2019．より）

奥歯が生えてきたら固いものを与えたほうがいいのでしょうか？

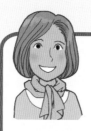

食べるのを嫌がるものが増えてきました．どうしたらいいでしょう？

　1歳6カ月です．以前は離乳食をよく食べたのですが，固形食に進んで嫌がる食べ物が増えてきました．どうしたらいいでしょうか．

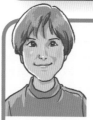

食べ物を嫌がるのは，味や食感などが原因のことが多いようです．

　1歳6カ月頃になると，奥歯（乳臼歯）が生えてきて固形物を噛みつぶすことも上手になって，食べられる物の幅も広がり，食事のメニューが多様化していきます．

　食べ物を嫌がる場合，その食べ物が本人の咀嚼能力よりも固くなってしまっていないでしょうか．また，スプーンやフォークでの自食が盛んになりますので，一口の量が多くなって噛みつぶすのが難しくなっているかもしれません．そうすると，子どもは「これは食べづらいな」と感じて，その食べ物を嫌がるようになってしまう可能性があります．食べ物の固さや，一口の量を見直してみるといいでしょう．

　また，子どもには本来，未経験のものを拒否するという，新奇性恐怖※があります．初めてのものには警戒して，慎重になる行動です．しかし，繰り返しその食べ物を経験することで，徐々に受け入れるようになるともいわれています．味覚，触覚，視覚，嗅覚，聴覚など，様々な感覚が食の嗜好に関係していますので，人によって食べたいもの，食べたくないものなど様々です．無理強いせず，長い目で見てあげましょう．偏食がひどくて栄養状態や社会生活に影響が出ている場合は，専門医療機関に相談しましょう．

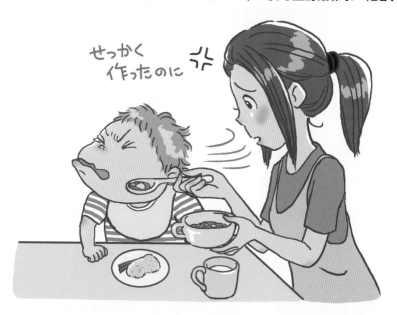

せっかく
作ったのに

※新奇性恐怖（しんきせいきょうふ）：初めて見る物に対しては，まず恐怖心をもち，警戒する行動様式を「新奇性恐怖」とよびます．

20

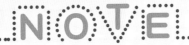

乳幼児期の好き嫌い

離乳食や幼児食をせっかく作っても食べてくれないと，保護者の悩みは大きいと思います．しかし，それは特別なことではなさそうです．多くの家庭で，好き嫌いや偏食などの心配事を抱えています．日本歯科医学会が平成26年に行った保護者へのアンケートでは，偏食が心配事のトップでした．バランスよく何でも食べてほしいのは保護者の願うところですが，好き嫌いをするのも発達のうちかもしれません．多くの場合，成長とともにいろいろ食べられるようになっていきます．

（「日本歯科医学会重点研究委員会報告書」2016.より）

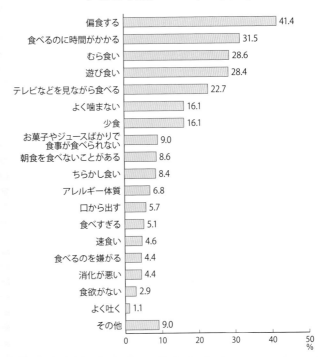

子どもの食についての心配事

心配事	%
偏食する	41.4
食べるのに時間がかかる	31.5
むら食い	28.6
遊び食い	28.4
テレビなどを見ながら食べる	22.7
よく噛まない	16.1
少食	16.1
お菓子やジュースばかりで食事が食べられない	9.0
朝食を食べないことがある	8.6
ちらかし食い	8.4
アレルギー体質	6.8
口から出す	5.7
食べすぎる	5.1
速食い	4.6
食べるのを嫌がる	4.4
消化が悪い	4.4
食欲がない	2.9
よく吐く	1.1
その他	9.0

21

食べるのを嫌がるものが増えてきました．どうしたらいいでしょう？

確認！ 食べないことで困ったときのチェックリスト

☐ 間食（おやつ），ジュースや牛乳の量が多くないか

☐ 噛みづらい（または柔らかすぎる）ものばかり食べさせていないか

☐ 正しい姿勢で食べているか（足がぶらぶらしたりしていないか）

☐ 近くにオモチャなど気になるものがないか

☐ テレビを見ながら食事をしていないか

☐ 一人きりで食べさせていないか

☐ 食べることが楽しくないという様子はないか

☐ 時間にゆとりがない状態で，せかして食べさせていないか

☐ 怒られながら食べていないか

☐ 上手く食べられたらほめているか

☐ お腹を空かせて食べているか

☐ 睡眠不足になっていないか

☐ 運動量が少なくないか

☐ 規則正しい生活リズムを送っているか

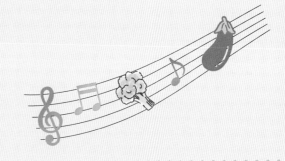

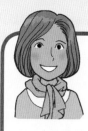

手づかみで食べるのを直すことはできますか？

　1歳7カ月です．スプーンを持たせても手づかみばかりで食べています．2歳になったら保育園に預けるので，それまでに直したいのですが，どうしたらいいでしょうか？

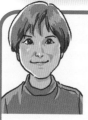

手づかみ食べは無理にやめさせる必要はありません．健全な発達段階のひとつとしてとらえましょう．

　手づかみ食べは，自分で食べるための基本の動きを覚えるのに大切な行為です．手から食品の固さなどの物性を感じたり，指先でつかむことを覚えたり，また好奇心を持って握ったりつぶしたりしながら食品が変化することを試しています．また，手に持った食べ物を口に運ぶ動きや，口の中のどの辺まで入れたらよいのかを学習しています．誰にでもある成長過程のことと割り切りましょう．1歳7カ月ですと，そろそろスプーンやフォークなどの食具を使い始める時期ですが，まだ手づかみが出てしまっても問題はありません．

　手づかみ食べが上手にならないうちに，あせって食具食べを無理強いしてしまうと，誤った持ち方が癖になったり，うまく使えなくて食べるのが嫌になってしまったりして，食具食べがなかなか上達しないということもあります．保育園によっては食事の進め方への相談に乗ってくれるところもありますので，相談してみるといいでしょう．

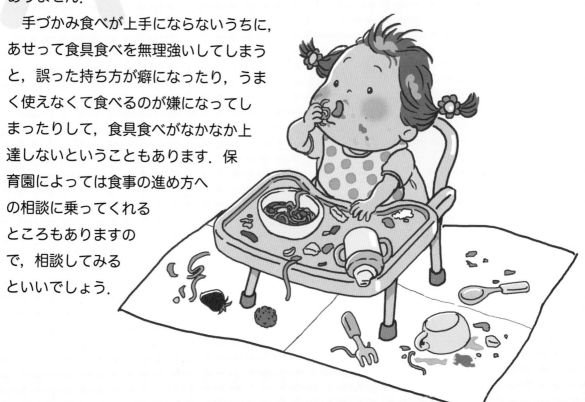

22

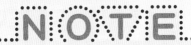

手づかみ食べは大切

　食べ物を口に手で押し込んだり，指で入れ込んだりする動きは，手づかみ食べの初期の頃には必ずみられます．ここで，「汚いから」「下手だから」とやめさせてしまうと，手づかみ食べは上手にならず，次のステップであるスプーンやフォークを用いた食具食べの上達につながりません．食具を操作して自分で食べるためには，まず手づかみで上手に食べられるようになることが大切なのです．

　口の奥の方に押し込んだり入れ込んだりしたら，保護者がお子さんの手に手を添えて動きを誘導し，ちょうどよい一口の量が口に入ったところで，かじりとらせてみましょう．だんだんと上手に食べられるようになっていきます．

　また，手づかみ食べの頃は，食べこぼしや遊び食べも盛んです．周りが汚れてもいいように，椅子の下や周りに新聞紙やシートなどを広げて，散らかってもいいようにしましょう．片付けを楽にするといった工夫をして，親子ともどもストレスを抱え込まないようにするといいですね．

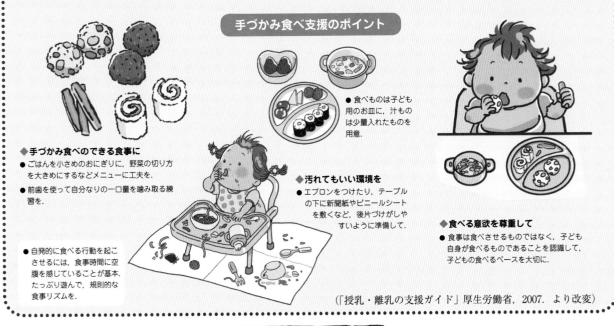

手づかみ食べ支援のポイント

◆ **手づかみ食べのできる食事に**
● ごはんを小さめのおにぎりに，野菜の切り方を大きめにするなどメニューに工夫を．
● 前歯を使って自分なりの一口量を噛み取る練習を．
● 自発的に食べる行動を起こさせるには，食事時間に空腹を感じていることが基本．たっぷり遊んで，規則的な食事リズムを．

● 食べものは子ども用のお皿に，汁ものは少量入れたものを用意．

◆ **汚れてもいい環境を**
● エプロンをつけたり，テーブルの下に新聞紙やビニールシートを敷くなど，後片づけがしやすいように準備を．

◆ **食べる意欲を尊重して**
● 食事は食べさせるものではなく，子ども自身が食べるものであることを認識して，子どもの食べるペースを大切に．

（「授乳・離乳の支援ガイド」厚生労働省，2007．より改変）

COLUMN

"BLW"の危険性

　BLW＝「Baby Led（赤ちゃんに任せる，自ら行う）Weaning（離乳）」は，イギリスではじまった離乳方法で，赤ちゃん主導で，赤ちゃんが食べたいものを自分で食べる離乳の進め方のことです．歯ぐきを使ってかみつぶせる固さの食材を与え，赤ちゃん自らが手づかみで口に運ぶ方法で，生後6カ月から開始とされています．好き嫌いがなくなるとか，頭が良くなるなどといわれ，近年，話題になっていますが，エビデンスのある検証はまだありません．生後6カ月といえば哺乳反射が完全には消失していない場合もあり，口腔機能や消化器官が未発達なこの時期に，柔らかいからといって固形物を食べさせるのは，医学的に問題がないのか，考える必要があります．

　窒息の危険性が大きく，導入には慎重になるべきでしょう．

手づかみでたべるのを直すことはできますか？

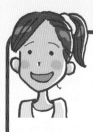

なかなか飲み込めないので心配です. どうしたらいいですか？

1歳11カ月です. 口の中に食べ物を溜めて, なかなか飲み込めません. 痩せてくるのではないかと心配です.

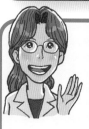

2歳前くらいですと, 咀嚼機能の発達がまだ十分ではないため, 食材によっては口の中に溜めることも多い時期です. どんな食べ物を溜めやすいかをみて対応しましょう.

あまり心配しなくてもいいでしょう. 咀嚼機能は, 乳歯の生え方に応じて発達し, 3歳ごろまでに獲得されるものですから, まず年齢や口の機能に合った食形態（食べものの大きさや固さなど）になっているかを確認してみましょう. それによって食材や調理形態の調整をしていきましょう.

この時期, 第一乳臼歯だけではうまく噛めない食べ物も多いので, 噛みつぶす程度でまとまりやすく飲み込める食形態にしてあげることが必要です.

それでもあまり効果がない場合は, 機能的な問題だけではなく, 食欲や日常生活そのものとの関連が高いことも考えられます（p.21 "食べないことで困ったときのチェックリスト" 参照）.

体重は, 母子健康手帳に記載されている発育曲線に沿っているか, 数値を記入して確認してみてください（p.41 "発育の状態をみる" 参照）.

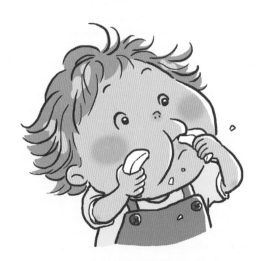

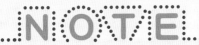

食べづらいときの対応

　1～2歳ごろは，まだ咀嚼機能が発達途上のため，口の中でうまく処理できない食べ物も多くあります．その場合，

① 口の中に溜める

② 口から出してしまう

③ 丸呑みする

　などの食べ方がみられやすくなります．うまく処理できない食べ物は，噛んだだけで口から出してしまう②のパターンが一般的ですが，口から出すと叱られたりすると，食欲のまさった子は丸呑みしたり，あまり食欲のない子は口の中に溜めたりしがちです．食材の選択や調理の工夫をして，噛みやすい食形態に調整してあげる必要があります．

　かたまり肉やパサつきやすい魚などは，第二乳臼歯が噛み合うようになるまでは噛みにくく，唾液と混ぜて飲み込みやすい形にできないため，溜めてしまいがちです．肉なら肉団子や煮込みハンバーグにしたり，薄切り肉にも包丁を入れたりして，パサつく魚はとろみをつけたりして，第一乳臼歯だけで噛んでも飲み込みやすいように調理を工夫してあげましょう．

　また，食べ物を口いっぱいに詰め込んだりすると，うまく噛むことができません．一口量を調整して，噛みやすいようにしてあげましょう．乳歯の生え方や噛んでいる様子を見て，徐々に歯を使っての咀嚼を練習していきましょう．

　また，食欲がないと溜める食べ方がみられやすいようです．間食やジュース，牛乳などで，お腹が空いていないことも考えられます．また，寝る時間や食事時間が不規則だったり，身体を動かす遊びが少ないと，食欲がわきません．日々の生活リズムの調整も必要でしょう．

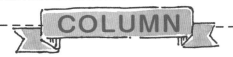

チュチュ食べ（吸い食べ）への対応

　チュチュと吸うような食べ方も，保護者が心配する食べ方です．子どもの年齢や，どんな時にみられるかで，意味合いが異なる可能性があります．

　1歳代では，卒乳はしてもまだ吸うことを楽しんでいることが考えられます．吸うことに向いている気持ちが食事のときにも大きいのかもしれません．とくに食事の後半でみられる場合は，お腹が満たされて眠くなったサインのこともあります．適当なところで食事を切り上げることが必要でしょう．

　また1～2歳では，うまく噛めない食べ物を吸い食べする場合もあります．食べやすい食形態に配慮したり，少し大きめの食材を前歯で噛み取らせて，奥歯での咀嚼を促していきましょう．

　3歳を過ぎて，好きな食べ物は噛んで食べるが，食事の後半などに吸い食べがみられたり，吸い食べをしながらうっとりしているような場合は，指しゃぶりと同様の吸う感覚を楽しむ癖になっている可能性もあります．様子をみながら，少しずつ噛むことを意識づけていきましょう．食欲がなく吸い食べになる子どもには，生活リズムの改善が必要でしょう．

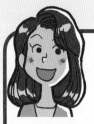

食事に時間がかかって疲れてしまいます．どうしたらいいですか？

　２歳０カ月です．とにかく食事に時間がかかります．口に食べ物を入れたまま寝てしまったり，遊び始めてしまったりします．いずれ自然と食べるようになるのでしょうか？

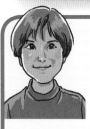

大人よりも食事に時間を要するのは当たり前と，割り切りましょう．また，睡眠や起床などの生活リズムを整えることも大切です．

　子どもにとって幼児期は，離乳が完了し，幼児食へと移行し，咀嚼を学習する大切な時期です．そのため，大人と比べて時間がかかりやすいものです．体力がついてきて，眠くなることも少なくなってきて，今は食べる時間だということがわかってくれば，自然と食べるようになる，ということもあります．それまでは，大人が工夫してあげることが必要でしょう．まずは基本的な生活リズムをつけるために，早寝早起きをし，食事中に眠くならないように工夫しましょう（p.21 "食べないことで困ったときのチェックリスト" 参照）．

　また，食事の意欲を出すためには，食事の楽しさを教えることも必要です．家族が一緒に食べ，食事は楽しいと感じられるようにしましょう．

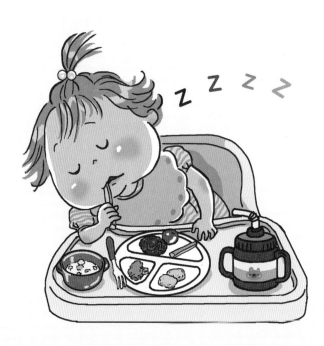

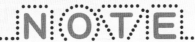

生活リズムと共食（きょうしょく）の大切さ

　食事に時間がかかってしまう原因のひとつに，食欲がわかない，ということがあるかもしれません．食欲は生活リズムや，食事の環境に影響されます．早寝早起きは生活リズムの基本ですが，親の生活リズムに合わせて，子どもも夜型になってきている傾向にあります．平成27年度乳幼児栄養調査によると，就寝時刻について，0〜6歳の子どもでは午後9時台が最も多く，10時台以降が平日では20.5%，休日では27.3%もみられました．

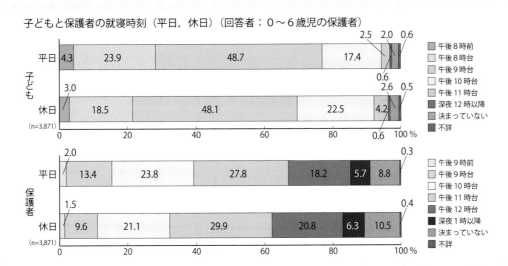

子どもと保護者の就寝時刻（平日，休日）（回答者：0〜6歳児の保護者）

　また，同調査において，食事を家族や誰かと一緒に食べている（共食する）子どもは，朝食では95.3%，夕食は99.7%と多いのですが，わずかな割合だとしても，一人で食べている子どもがいることを見逃してはなりません．

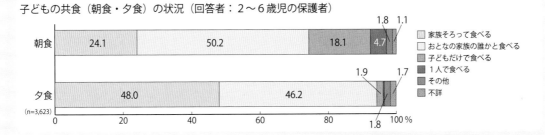

子どもの共食（朝食・夕食）の状況（回答者：2〜6歳児の保護者）

　さらには，朝食を毎日は食べていない子どもが，6.4%みられます．保護者の生活習慣が子どもに影響を及ぼすことを考えると，まずは家族の生活を見直す必要があるかもしれません．

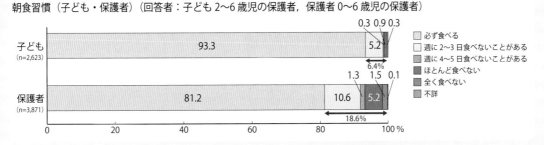

朝食習慣（子ども・保護者）（回答者：子ども2〜6歳児の保護者，保護者0〜6歳児の保護者）

（「平成27年度乳幼児栄養調査」厚生労働省，2016. より改変）

食事に時間がかかって疲れてしまいます．どうしたらいいですか？

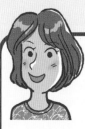

口をポカンと開けていることが多いです. 口のしまりが悪いのでしょうか?

2歳7カ月です. 気がつくと口をポカンと開けていることが多いです. 口の中に入れた食べ物をポロポロこぼしてしまいます. 口のしまりが悪いのでしょうか?

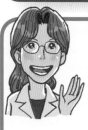

口唇<ruby>口唇<rt>こうしん</rt></ruby>を閉じて鼻で呼吸をすることを促していく対応が望まれます. 遊びながら口唇の閉鎖と鼻呼吸の練習をさせてみましょう.

鼻での呼吸がうまくできないと, 口で呼吸することになり, 普段も口を開けていることになります. まずは口を閉じて鼻で呼吸ができるかどうか確かめてください. 鼻炎やアデノイドなどで鼻呼吸がうまくできない場合は, 耳鼻咽喉科で診てもらいましょう.

鼻疾患がなくても, アレルギーや風邪などで鼻が詰まった時に口呼吸を覚え, それが習慣になってしまうことがあります. 日常的に口呼吸だと, 口唇を閉じる力が弱くなり, "お口ポカン"の状態になってしまいます. また習慣になってしまうと, 自然には治りにくいものになります.

口唇を閉じて鼻呼吸を促すためには, 日常生活の中で口を使って吹いたり吸ったりする遊び(おもちゃのラッパ, シャボン玉, 吹き戻し, ハーモニカなど)で口唇を閉じる力をつけていき, また鼻から息を吸ったり吐いたりすることを遊びながら練習させていくといいでしょう.

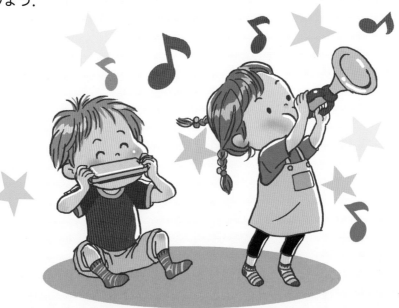

28

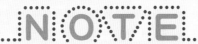

口呼吸と口唇閉鎖不全

　新生児は，顎の大きさに対して舌が大きいため，口腔内は舌で満たされていて，口唇を閉じていなくても鼻呼吸をしています．鼻呼吸ができないと，哺乳もうまくできません．離乳の開始後も，初めは口唇を閉じる力が弱いため涎（よだれ）が多くみられますが，口唇を使って食べ物を取り込むこと（捕食）やコップから水分をすすることなどが上手になると，通常は口唇を閉じる力が増して，涎も減ってきます．

　しかし，何らかの原因で口呼吸の癖がつき，いつも口を開けたままの子どもでは，口唇を閉じる力が弱く，食べる時にも口を開けたままで，ペチャペチャと音がしたり，食べ物が口からこぼれやすくなったりします．また，よく噛んでいると苦しくなってしまうため，丸呑みの傾向がみられます．

　鼻呼吸ができるか確認して，鼻疾患があって鼻呼吸が困難な場合は耳鼻咽喉科受診をしてもらいます．指示があれば鼻呼吸が可能な場合は口唇閉鎖と鼻呼吸を促す対応をしましょう．低年齢のうちは，口を使った遊びやブクブクうがいなどで口唇の閉鎖力を高めたり，口を閉じて鼻で息を吸ったり吐いたりする遊びなどで鼻呼吸の練習をします．

　3歳を過ぎてくると，説明に対する理解力も出てくるので，普段は口を閉じて鼻で呼吸することが大切であることを教えて，少しずつ意識づけていくこともできると思います．年長児になったら，トレーニング器具（りっぷるトレーナー®など）を使った口唇閉鎖力を高める練習などをすることも効果的です．

　食事の時も，唇を使った食べ物の取り込みや，咀嚼中の口唇の閉鎖を促していきましょう．歯磨きの後の"ブクブクうがい"も口唇を閉じる力をつけるのに有効です．少しずつ練習させていきましょう．

口をポカンと開けていることが多いです．口のしまりが悪いのでしょうか？

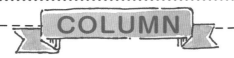

子どもの口臭

　口臭は，成人では全身的な原因や歯周病などの口腔内の原因で生じるとされていますが，子どもにも口臭はみられます．生理的な範囲の口臭は，ほとんどの人にみられるものです．

　臭いの強いものを食べた時や体調不良・発熱時などには，一過性に口臭が強くなります．慢性的な口臭の原因としては，口腔内の汚れ（歯垢や歯石，舌苔（ぜったい））や口腔の乾燥，唾液の減少などが考えられます．

　口呼吸が習慣化していると，口唇が閉じにくく，口腔の乾燥が起こりやすくなります．口の中が乾燥すると，口腔細菌が繁殖しやすくなり，また歯肉炎も起こりやすくなります．就寝中も口呼吸だと口腔内が乾燥して，起床時に口臭が強くなります．口臭を軽減するためにも，歯磨きの習慣に加えて，口唇を閉じて鼻呼吸をする練習をしましょう．

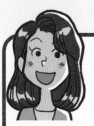

固いものを食べてくれません．このままでいいのでしょうか？

　3歳10カ月です．シチューやハンバーグなど柔らかいものが好きで，固いものを食べてくれません．このままでは偏食になるのではないかと心配です．

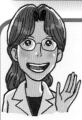

好きなものばかり与えることを避け，徐々に食品の種類を増やし，少しずつ固いものを与えていきましょう．

　6～7歳になると偏食が固着してくるといわれていますので，できるだけこの年齢までに改善の対策を取るようにこころがけましょう．

　「固いものを食べない」「よく噛まない」などの食べ方は，むし歯や噛み合わせなどの歯科的問題から生じることもあれば，食べる意欲や好き嫌いなどが関係していることもあります．子どもの口の中の状態や，生活リズム・食事環境などを見直してみることが大切です．

　噛みごたえのある食材では食欲を示さない場合，あまり無理強いはしないで，食べられたらしっかりほめてあげるといいでしょう．また，シチューやカレーの具材の肉や野菜などを少しずつ大きめにしていって，噛むことにならしていくことなども一案です．

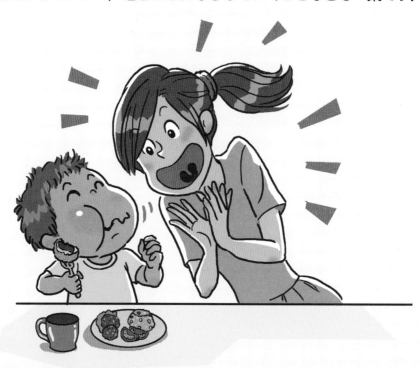

噛む力を育てるために

　幼児期後半になってからの「固いものを食べない」「よく噛まない（噛めない）」などの食べ方は，むし歯や咬み合わせなどの歯科的問題から生じることもあれば，咀嚼の経験不足や食べる意欲・好き嫌い（偏食）などが関係していることもあります．子どもの口の中の状態や，咀嚼の様子を確認したり，生活リズムや食事環境などを見直してみることが大切です．

　咀嚼機能に関連する歯科的要因としては，下記のコラムを参照してください．

　むし歯や噛み合わせは歯科的な治療・対応が必要です．「口腔機能発達不全症」と診断されれば，その対応として食べる機能の指導・管理をしていくことも可能です．保護者とよく相談しながら対応を考えていくことが大切です．

　食体験不足で固い食べ物を嫌がる場合には，離乳完了期から幼児食への移行期のように，食材の調理方法を徐々に大きめ，固めにしていくことで慣れてもらうといいでしょう．固いものを噛むように無理強いしても，子どもの咀嚼力は育ちません．

　間食などでは固さのある食べ物を食べるのに，食事では固いものを食べない場合は，食欲や好き嫌いなどとの関連も考えられます．睡眠不足や外遊びが少なかったり，間食・甘味飲料が多かったりすると，食欲がわかないで噛まなければならない固いものを避ける子どもがみられます．早寝早起き，食事や間食の間隔をしっかり空けるなど規則正しい生活リズムを作り，外遊びの機会を増やして，食事の前には空腹感を味わえるようにしましょう．

拒絶反応にもあわてずに

　子どもは，嫌いなものが出ると食べなかったり大騒ぎしてパニックを起こしたりすることがあります．そこで，すぐに好きなものを与えてしまう行動を続けると，子どもは食べないで騒げば好きなものが食べられるということを学習してしまい，悪循環にもなりかねません．

　ケースバイケースですが，ある時期には食べるのを嫌がったものでもしばらくしてから出すと食べる場合もあります．家庭では食べなくても保育園や幼稚園などの集団生活の場では食べることもあります．少し長い目でみての対応が必要です．

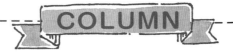

咀嚼機能に関連する歯科的要因（乳歯列期）

- ● 乳歯の萌出の遅れ（平均的な萌出時期から6カ月以上の遅れ）
- ● 歯列・咬合の異常（反対咬合，上顎前突，過蓋咬合，開咬，叢生，交叉咬合）
- ● 重症う蝕や歯の喪失（歯冠崩壊が著しく歯髄に達するう蝕・外傷歯，またはう蝕や外傷による喪失歯）
- ● 噛み方の異常（強く噛みしめができない，偏咀嚼がある，うまく噛めない）
- ● 口の癖（舌癖，口唇閉鎖不全など）
- ● 舌小帯の異常（舌強直症，舌小帯短縮症）

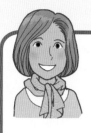

口腔機能発達不全症の疑いがあると いわれましたが，どんな病気でしょ うか？ 治るのでしょうか？

5歳の男の子です．舌足らずの発音をしています．食べかたも上手ではなく，食も細くて心配です．歯科医院で「口腔機能発達不全症」のようなので，管理・指導してきましょう，といわれましたが，とても不安になりました．これって治るのでしょうか？

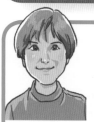

口腔機能発達不全症は，子どもの口腔機能が よりよく発達していくための，歯科からのサ ポートです．不安に思う必要はありません．

口腔機能発達不全症とは，食べる機能（哺乳機能・咀嚼機能・嚥下機能・食べ方），話す機能（構音機能），その他の機能（体格〈栄養〉・その他）に何らかの問題や症状がある状態のことです．病気というよりは，発達の中でのつまづきや遅れ，あるいは，目に見える症状が無くても実際に口腔機能に関連した困りごとがあるような状態を意味しています．

こちらのお子さんの場合，舌足らずの発音に関しては，年齢相当の発音をしているかをチェックし，舌の使い方や構造を確認します．必要に応じて歯科的な処置をしたり，言語の訓練につなげることもあります．食べ方については普段の様子をうかがったり，実際に食べているところを見せてもらって，食事の形態が適切なのか，口の動きはどうか，上手に咀嚼できているか等を確認し，上手に食べられるようにアドバイスします．また，むし歯や噛み合わせ，噛み方の癖などの問題があれば，それらに個別に対応します．食が細いということは，体格（栄養状態）にも影響が出ているかもしれません．食事のメニューを工夫したり，調理方法のアドバイスをしたり，必要に応じて医科や栄養指導につなげることもあります．

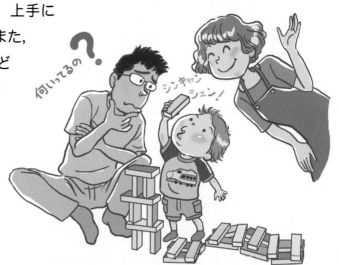

口腔機能発達不全症とは

　口腔機能発達不全症に関する基本的な考え方として，日本歯科医学会ホームページでは次のように示されています．

　「すでに完成され正常な口腔機能を獲得している成人では，機能異常が生じた場合，以前に獲得し得ていた機能へ回復・訓練（リハビリテーション）することで可及的に元の正常な口腔機能に復帰することができる．つまり成人の場合は，回復するための目標があるが，小児期の口腔機能は常に，機能の発達・獲得（ハビリテーション）の過程にあり，各成長のステージにおいて正常な状態も変化し，機能の発達が遅れていたり誤った機能の獲得があればその修正回復を早い段階で行うことが重要である．器質的な異常や疾病によるものではなく，器質的に異常はないが機能の獲得が遅れている状態を見極め，正しい成長に導くための評価基準と考える．」

　"病態"は，「『食べる機能』，『話す機能』，『その他の機能』が十分に発達していないか，正常に機能獲得ができておらず，明らかな摂食機能障害の原因疾患がなく，口腔機能の定型発達において個人因子あるいは環境因子に専門的関与が必要な状態」，であり，"病状"として，「咀嚼や嚥下がうまくできない，構音の異常，口呼吸などが認められる．患者には自覚症状があまりない場合も多い」とされています．

口腔機能発達不全症の疑いがあるといわれましたが，
どんな病気でしょうか？　治るのでしょうか？

COLUMN

口唇閉鎖力の検査について

　口呼吸やお口ポカン，上手に食べられないなどの状態があるときは，その多くに口腔周囲の筋肉の未発達や筋力低下がみられます．その状態を調べるものに「口唇閉鎖力検査」があります（p.43 "小児口唇閉鎖力検査とは" 参照）．大きいボタン状のシリコンを唇と前歯の間にはさんで引張り，閉鎖する力をみるものです．

　右のグラフは口唇閉鎖力の数値を，年齢ごとの平均値と，標準偏差で低い値（−1SD）となるものを示したものです．

　小児は成長発育に個人差が大きく，その年齢時点だけでの口唇閉鎖力の平均値と標準偏差を基準にして評価をするのは安全ではなく，身長・体重のように成長曲線グラフの中の位置でみるものです．すなわち，正常値に達していないから即，異常があるというものではありません．口腔機能発達不全は，口唇閉鎖力だけでなく，舌圧，咬合力，咀嚼機能の評価を加えて総合的に判断するものです．

口唇閉鎖力発達曲線

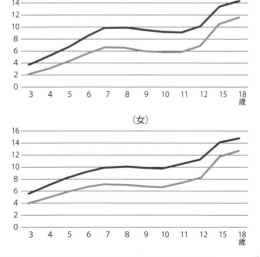

（「口腔機能発達不全症に関する基本的な考え方」
日本歯科医学会，2020．より）

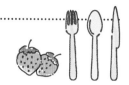

発達の原則

　小児の身体や行動の発達には下に記すような原則があります．しかし，ほかの子どもと比べて遅いといってあせることはありません．急がせてもそれが有利になることもありません．かえって悪い方向に影響を及ぼすことすらあります．それぞれの子ども自身の発達段階に合わせて，進めていくことが重要です．

1. 個体（子ども本人）と環境の相互作用

　子ども本人の発達する力（内部からの発達力）と，そして子どもを取り巻く周囲からの適切な刺激（いい環境）があります．これらが相互に働きあうことにより，機能の発達が促されていきます．

2. 発達には最適な時期がある

　もちろん最適な時期を過ぎても，摂食・嚥下機能の発達はなされていきます．しかしながら機能が発達する最も活発な時期は，生まれてから2歳頃までとされており，この時期に適切な働きかけをすることが大切になります．

3. 一定の発現順序がある

　乳幼児が摂食・嚥下機能を獲得していくには，身体の発達と同じように一定の発達順序があります．身体の発達は，はじめに首がすわり，お座りができ，はいはいをしてから立ち上がり，つたい歩きをし……というように，多少前後するにしてもある程度の順番があることを，多くの人が理解しています．しかし，食べる機能にも発達の順序があることは，意外と知られていません．そのため，離乳食の進め方を急ぎすぎたり，子どもの機能に合わない固さの食べ物が提供されたりしてしまうことがあります．

3. 予行性がある

　ある動きが上手になると，次の段階の動きが現れやすくなる，という意味です．舌の動きがよくなり，舌で押しつぶすことが上手になっていくと，ある拍子に咀嚼の動きが出てくる，といったようなことが起こります．

4. 直線的ではない

　発達は，まっすぐ順調に伸びていくわけではありません．できるようになったな，と思ったら，急に下手になったり，また急に上手になったりと，進んだり後戻りしたりしながら発達していくのです．

5. 個人差が大きい

　機能の発達の進み方には，個人差があります．同じ年齢や環境であっても，同じようなものが同じように食べられるとは限らないのです．隣の子どもが肉や生野菜を食べているからといって，嫌がるものを無理に食べさせる必要はありません．

参考文献：金子芳洋編　金子芳洋，向井美惠，尾本和彦著：食べる機能の障害．医歯薬出版，東京，1987，9-10.

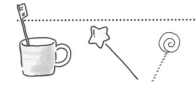
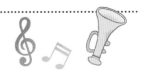

口腔機能の発達

1. 哺乳反射

　赤ちゃんには生まれつき様々な反射行動がみられます．口の発達において重要な反射は母乳やミルクを飲む（哺乳する）ための反射で，これらの反射をまとめて「哺乳反射」といいます．これらの反射の消失または減弱が離乳開始の目安ともなり，この反射が残っていると離乳食を始めても舌の押し出し反射でうまく食べられません．反射は4, 5カ月頃から少しずつ消失し6, 7カ月ころにはなくなってきます．

　探す＝探索反射：「乳探し反射」「唇の追いかけ反射」ともよばれる．頬や口の周囲に乳首様のものが触れると，触れた方向へ顔を向け，口腔内に取り込もうとする反射．

　突き出す＝口唇反射：口唇の周囲に刺激を与えると，唇をすぼめて突き出してくる反射．

　吸う＝吸啜反射：口唇の正中から口腔内に入ってきた乳首や指を，舌で包み込んで引き込み，吸啜窩に押し付けながらチューチューとリズミカルに吸う反射．

　噛む＝咬反射：歯槽堤の奥（臼歯部相当部）にものが触れると，顎を噛みしめる反射．後の咀嚼運動につながる動きであるともいわれるが，一方，異物が口腔内に進入するのを阻止する動きであるともされ，はっきりとはわかっていない．

＊出す＝舌挺出反射：舌で食物などを押し出すことで口腔外に押し出すような反射（舌挺出反射は哺乳のための反射ではないが哺乳に関連した反射で，哺乳反射と同じ時期に減退・消失する）．

2. 乳児嚥下と成熟嚥下

　乳児期に特徴的な口腔や咽頭（または口腔や喉）の形態は，成長とともに著しく変化します．下顔面の成長とともに咽頭腔（喉と声帯の周辺）が拡大し，喉頭の位置も下がっていくため，嚥下の動きは乳児嚥下から成熟嚥下へと変化していきます．

　このような形態や機能面の成長発達と，大脳の発達と共に，反射による「乳児嚥下」の動きから，随意運動による「成熟嚥下」の機能を獲得していきます（図1, 2）．

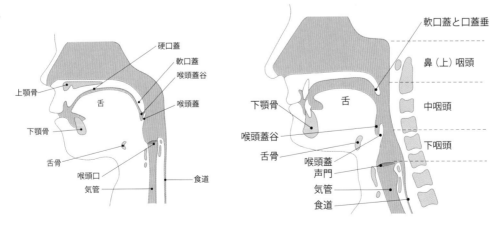

図1　乳児（左）と成人（右）の口腔と咽頭の違い

（「上手に食べるために2」，医歯薬出版，2009．より改変）

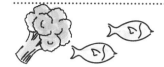

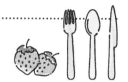

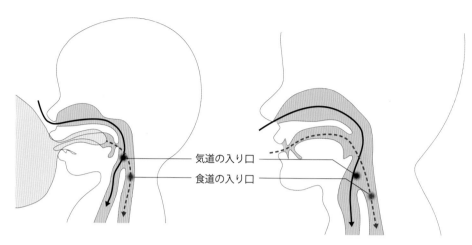

気道の入り口

食道の入り口

喉の位置が高い
（気道や食道の入り口が高い）

成長すると喉の位置は下がっていく

図2　乳児（左）と成人（右）の口腔と咽頭の違い

（「上手に食べるために 2」医歯薬出版，2009. より改変）

（1）乳児（型）嚥下

　人が生まれて初めておこなう栄養摂取は哺乳（おっぱいを飲むこと）です．生まれたばかりの赤ちゃんの口の中はこの哺乳を行うために適した形になっています．また，哺乳反射により，主として舌の動きによって連続した乳汁摂取（おっぱいを飲み続ける）がなされます．

　1. 口を大きく開けたまま飲み込む

　2. 口腔内の奥まで乳首を引き込み飲み込む

　3. 舌を前後に動かすことで飲み込む

（2）成熟（型）嚥下

　離乳が開始されると，顎を閉じて嚥下する「成熟嚥下」を獲得します．成長とともに喉頭の位置が下がり，咽頭腔が拡大したことによって，嚥下の度に喉頭蓋を翻転させて気道を閉鎖し，食道と分離する必要が出てくるからです．

　成熟嚥下の獲得とほぼ同時期に，口唇を使って食物を口腔の前方部に取り込む，「捕食」の動きも獲得されていきます．

　上顎の前方部の口蓋皺襞の付近は，口腔内のセンサーともいわれるべき非常に敏感な部分です．口腔内に取り込まれた食物を，はじめにここで舌と挟み込むことによって物性を感知し，大脳にその情報を伝達して，その後の処理の動き（嚥下・押しつぶし・咀嚼）を決定するとされています．

　1. 口唇を閉じて飲み込む

　2. 咀嚼や舌の動きによる食塊形成ができる

　3. 舌を口蓋に付けて飲み込む

　4. 上下の歯が噛み合った状態でものを飲み込む

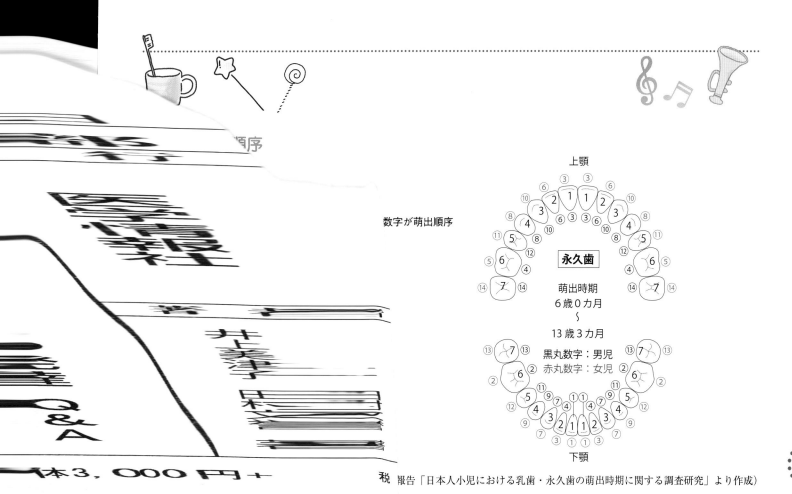

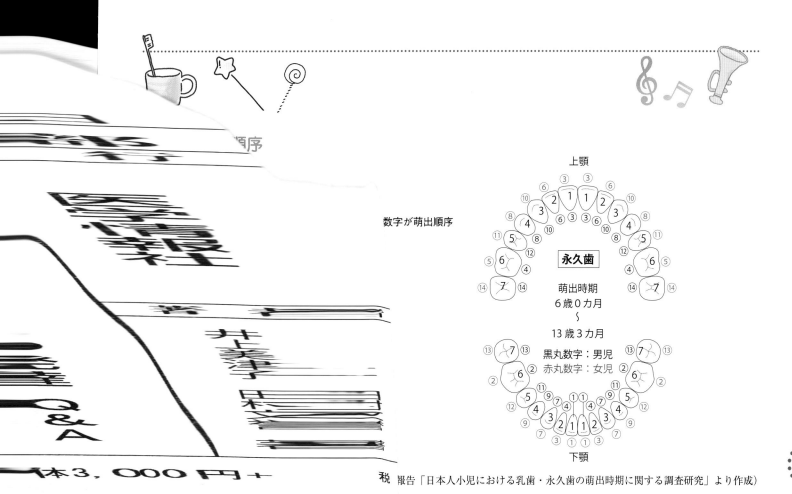

数字が萌出順序

上顎

永久歯

萌出時期
6歳0カ月
〜
13歳3カ月

黒丸数字：男児
赤丸数字：女児

下顎

税 報告「日本人小児における乳歯・永久歯の萌出時期に関する調査研究」より作成）

摂食嚥下の流れ

摂食嚥下の「5期モデル」

　摂食嚥下とは，食物を見る，匂いを嗅ぐといった動作を通して認知し，それを口腔に取り込み，咀嚼により食塊を形成し，嚥下して胃に移送する過程を指します．

　摂食・嚥下の過程は，先行期（認知期），口腔準備期，口腔送り込み期，咽頭期および食道期の5つのステージに分けられます．これを摂食嚥下の5期モデルといいます．

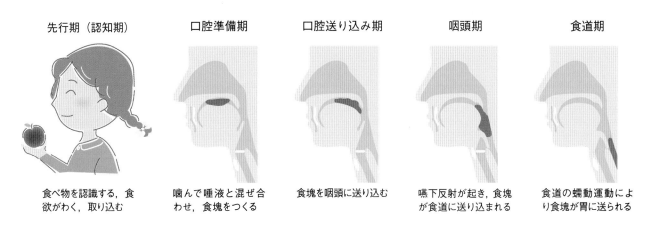

先行期（認知期）	口腔準備期	口腔送り込み期	咽頭期	食道期
食べ物を認識する，食欲がわく，取り込む	噛んで唾液と混ぜ合わせ，食塊をつくる	食塊を咽頭に送り込む	嚥下反射が起き，食塊が食道に送り込まれる	食道の蠕動運動により食塊が胃に送られる

（1）先行期（認知期）

　なにをどのようなペースで食べるかを判断，実行する時期を指す．判断の重要性から，「認知期」とよばれることもある．食物を見つけ，見る，嗅ぐなど五感によって食べられるものであるかどうかを判断し，口に運んで口唇で取り込むまでの一連の動作を指す．

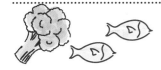

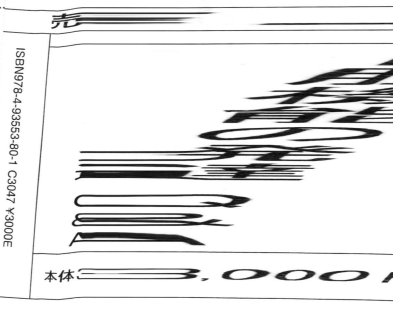

ISBN978-4-93553-80-1 C3047 ¥3000E

本体 3,000ド

TEL03-568■■■■ 4-6811
FAX03-568 4-6812

（2）口腔準備期（咀嚼期）

食塊を形成するため，口腔に取り込んだ食物を咀嚼す

舌は受け渡された食物を口蓋に押し付け，素早く固さ
やわらかい食品であればそのまま舌と口蓋で押しつぶて
咀嚼する．大きな食物はまず前歯で咬断後，舌背に乗せ

ここで食物は舌と頬によって上下の歯の間に保持さ
食物を噛み砕くとき，舌と頬は協調して食物を臼歯の．

また，舌は咀嚼時に食べ物を左右の臼歯に移す働き

咀嚼してできた食塊は集められ，舌背に乗せられる
とき舌尖は上顎切歯の口蓋側，また硬口蓋前方に押し
け側縁部を挙上させることで，スプーン状のくぼみを

（3）口腔送り込み期

舌運動により，食塊を口腔から咽頭に送り込む時期を指す．

口腔期以後は，すべて反射的に行われる運動となる．このとき，口唇は閉鎖し，上下の歯は
接近する．

舌の前3分の2は上顎前歯の付け根と硬口蓋前方部に向けて上昇する．このとき，舌後方部
は後ろに向け軟口蓋と接触するまで弓なりに持ち上がり，食塊は咽頭に押し込まれる．

一方，舌根部は下前方に移動し，下咽頭部は開いて，食塊を咽頭へ流す傾斜した通路を作る．
また，舌と下咽頭部の空間をつくるような動きは，この部位の圧を下げる効果を持ち，食塊を
引き込む結果をもたらす．軟口蓋は咽頭後壁と接触し，鼻腔へ食塊が入らないよう遮断する．

（4）咽頭期

嚥下反射による動きで通常0.5秒以内で起きるごく素早い動作により，食塊を咽頭を通過
させる時期を指す．

咽頭期には，様々な筋の動きが同時に起こり，食塊を気道に誤って受け入れることなく，食
道に押し込む一連の動作を形成している．

1. 軟口蓋が後上方へ動き，鼻咽腔を閉鎖する．
2. 舌骨挙上筋群の収縮により舌骨が前上方に動く．
3. 舌骨の動きに引かれて甲状軟骨と輪状軟骨も前上方へ動く．
4. 喉頭蓋が反転して喉頭が閉鎖され，気管への通路が塞がれる．
5. 輪状咽頭筋が弛緩するため食道入口部が開く．
6. 舌根部が後下方へ動き，咽頭後壁に押し付けられることにより，食塊を咽頭から食道へ
   押し出す力が生じる．この際，舌は口蓋に押し付けられ舌根の動きの支点となる．
7. 同時に咽頭収縮筋が上から下に絞り出すように収縮する．

（5）食道期

食塊を食道の蠕動運動により胃へ送り込む時期を指す．食塊が上食道括約筋を通過すると，
筋が反射的に弛緩し，食塊は毎秒4cmの速度で胃に運ばれる．

参考文献：「摂食・嚥下障害の評価法と食事指導」（医歯薬出版），「ナースのための摂食・嚥下障害ガイドブック」（中央法規出版）

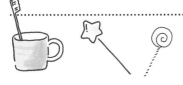

顎の成長

1. 顎骨の成長

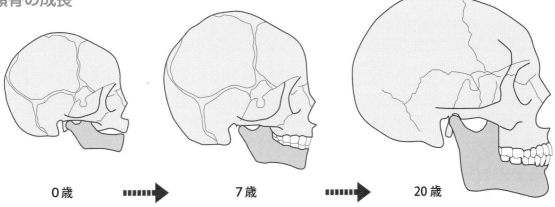

0歳 ➡ 7歳 ➡ 20歳

2. 顎の成長が不十分なときのサイン

1）前歯の噛み合わせが深い

下顎の成長不足により下顎前歯が上顎前歯に隠れる場合や，上顎骨の成長不足によって下顎の後退を余儀なくさせる場合もある．

2）発育空隙がない

乳歯列では，その後の大きなサイズの永久歯への交換のために，生理的な隙間が前歯にみられまやすく，これを発育空隙という．

それが存在せず前歯が窮屈に生えていたり，さらに重なっている場合などは，顎の成長不足を考えなければならない．

3）口蓋が高い

上顎の口蓋が高いときは，上顎骨の成長不足を疑う．歯列狭窄（V字歯列．望ましいのはU字型）を伴うことが多く，舌が口蓋粘膜に届きづらいことで，正常な嚥下が損なわれたり口呼吸習慣を認めることもある．

また口蓋が高いことは，口腔の上部の鼻腔容積を狭窄させる可能性もある．

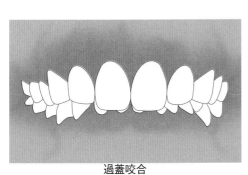

過蓋咬合
上の前歯が被さりすぎて下の前歯がみえない状態

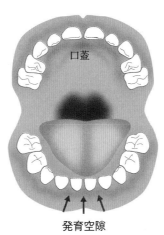

口蓋

発育空隙
歯と歯の間に少し隙間がある状態

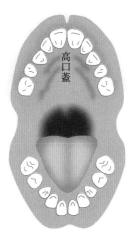

高口蓋

V字歯列と高口蓋

補充注文カード
貴店名
年　月
部数
書名
食べる機能・口腔機能
ISBN978-4-93553-80-1
9784903553801
C3047 ¥3000E

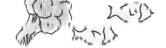
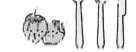

離乳について

1. 離乳食の開始時期

　乳児は，出生直後は原始反射である哺乳反射（吸啜反射や探索反射）により，本人の意思とは関係なく反射的に乳汁を吸啜することができますが，やがて大脳の発達とともにこの反射は抑制されていきます．

　哺乳反射が優位な段階では，スプーンなどから固形食を摂取させようとしても，反射が邪魔をしてうまく食べることができません．ですから，この反射の消失が，離乳食開始のサインとなります．

　離乳の開始前に果汁を与えることについては，栄養学的な意義は認められていません．離乳開始前の子どもにとって，最適な栄養源は母乳または育児用ミルクです．哺乳反射が減弱・消失していく過程でスプーンが口に入ることにも慣れていくことから，スプーンの使用は離乳の開始以降で大丈夫です．

　定型発達児において，この反射の消失はおよそ生後4～5カ月とされています．また，摂食嚥下器官を支えるための首の座りがしっかりしていることや，お座りが可能であることも，離乳食を開始するには重要ですが，粗大運動※の発達がどの程度なされているかを確認しましょう．

　ただし，離乳食を開始したからといって急に哺乳をやめさせる必要はありません．哺乳と並行しながら必要な栄養素をとらせ，摂食嚥下機能の発達を促進させていくように支援しましょう．

※姿勢の保持や移動運動などを代表とした運動

2. 離乳食の悩み

　平成27年度乳幼児栄養調査において，離乳食について困ったことがあると回答した0～2歳児の保護者は74.1％であり，そのなかでも「作るのが負担，大変」と回答した保護者が最も多く33.6％でした．また，日本歯科医学会の重点研究で行った調査（平成26年）でも，子どもの食事の心配事についての保護者側の因子としては，「子どもが食べやすい食事の作り方がわからない」「食事を作るのが苦痛・面倒」「食事を作っている時間がない」などの回答が多くみられました．

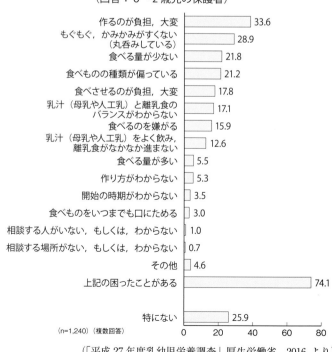

離乳食について困ったこと
（回答：0～2歳児の保護者）

項目	割合
作るのが負担，大変	33.6
もぐもぐ，かみかみがすくない（丸呑みしている）	28.9
食べる量が少ない	21.8
食べものの種類が偏っている	21.2
食べさせるのが負担，大変	17.8
乳汁（母乳や人工乳）と離乳食のバランスがわからない	17.1
食べるのを嫌がる	15.9
乳汁（母乳や人工乳）をよく飲み，離乳食がなかなか進まない	12.6
食べる量が多い	5.5
作り方がわからない	5.3
開始の時期がわからない	3.5
食べものをいつまでも口にためる	3.0
相談する人がいない，もしくは，わからない	1.0
相談する場所がない，もしくは，わからない	0.7
その他	4.6
上記の困ったことがある	74.1
特にない	25.9

（n=1,240）（複数回答）

（「平成27年度乳幼児栄養調査」厚生労働省，2016.より）

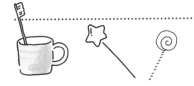
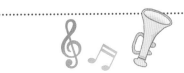

発育の状態をみる

　溜めたり，丸呑みする食べ方では，痩せや肥満の心配も出てきます．母子健康手帳には，乳幼児身体発育曲線として，パーセンタイル曲線が示されています．この発育曲線から大きく外れた場合は，小児科医などの専門家に相談しましょう．また，痩せや肥満などの栄養状態は，身長と体重のバランスからも評価されるので，必要に応じてカウプ指数による評価をします．

1. 乳幼児身体発育曲線（発育パーセンタイル曲線）

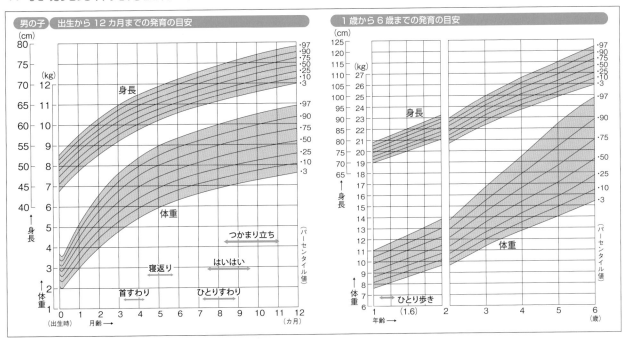

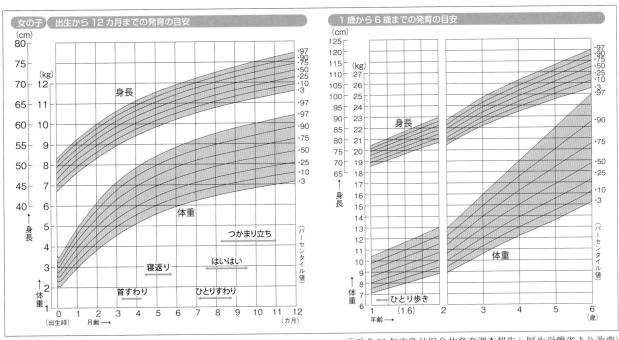

（「平成22年度乳幼児身体発育調査報告」厚生労働省より改変）

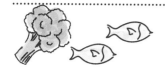

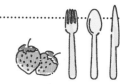

2. カウプ指数（6歳未満に適用）

〈計算式〉

$$\frac{体重（g）}{身長（cm）^2} \times 10$$

〈評価〉

22 以上：太りすぎ（肥満）

18 以上 22 未満：太りぎみ（肥満ぎみ）

15 以上 18 未満：普通（標準）

13 以上 15 未満：やせぎみ

13 未満：やせすぎ

月齢＼カウプ指数	13	14	15	16	17	18	19	20	21
乳児（3カ月〜）	やせすぎ		やせぎみ		普通		太りぎみ		太りすぎ
満 1 歳									
満 1 歳 6 カ月									
満 2 歳									
満 3 歳									
満 4 歳									
満 5 歳									

（公益社団法人日本栄養士会作成より改変）

アデノイド肥大とその症状

1. アデノイド肥大

アデノイド（咽頭扁桃ともいう）は扁桃腺と同じリンパ系組織のひとつです．鼻の一番奥のつきあたりの部分です．ここは上咽頭とよばれる部位で，下のほうでは口や喉とつながっています．また，耳の奥（中耳）と繋がる管（耳管）も上咽頭につながっています．

通常アデノイドは2〜5歳が最も大きく，その後徐々に小さくなっていきます．小さい子どもは骨格や筋肉が十分発育していないので，相対的にアデノイドや口蓋扁桃の喉に占める割合は非常に大きくなります．アデノイドがいろいろな原因で大きくなり，鼻や耳に様々な症状を引き起こす場合をアデノイド肥大とよびます．

2. アデノイド肥大の症状

鼻の空気の通り道が狭くなるため，鼻づまり，鼻声，いびき，口呼吸などが起こり，ひどいときには睡眠時無呼吸症候群が起こることもあります．

乳児期には特に鼻呼吸が重要なので，アデノイド肥大による鼻づまりが呼吸困難を生じさせ，哺乳がうまく出来ない状態になることがあり，十分にミルクが飲めず，栄養障害に陥る場合もあります．幼児の場合は，朝の寝起きが悪くなったり，昼間もボーっとして集中力が低下したりすることがあります．

鼻水の流れを妨げ，慢性副鼻腔炎を起こし，さらに症状が長くつづくうちに口を開け舌をつきだした顔つき（アデノイド顔貌）や漏斗胸，鳩胸などの胸郭の変形をきたすこともあります．

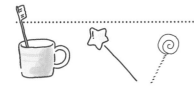
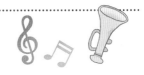

口腔機能発達不全症について

　口腔機能不全症とは，咀嚼や嚥下が上手くできない，構音の異常，口呼吸などが認められる病状です．

〈診断基準〉

　15歳未満で，「咀嚼機能・嚥下機能・食行動・構音機能・栄養（体格）・その他」の項目の中で咀嚼機能を含む3項目以上に異常がみられた場合，口腔機能発達不全症と診断して，小児口腔機能管理加算の対象になります．

　令和2年度の診療報酬改定から，離乳完了前の哺乳・離乳期の子どもについても管理・指導の対象となりました．口腔機能発達不全症のチェックリストを示します．評価基準等の詳細は，日本歯科医学会ホームページ（https://www.jads.jp/basic/index.html）を参照してください．

　また，小児口唇閉鎖力検査が保険適用になりましたので紹介しておきます．

1. 小児口唇閉鎖力検査とは

　口唇閉鎖は，口腔機能を発揮するさまざまな場面で重要です．安静時や摂食時に口唇閉鎖を認めない・口呼吸などの所見を有する場合，口唇閉鎖力が不足しているかどうか，口唇閉鎖力測定器（りっぷるくん，（株）松風）を用いて測定します．検査の数値が正常範囲より低いからといって，それがイコール異常というものではありません．器質的に異常はないが機能の獲得が遅れている状態を見極め，正しい成長に導くための評価基準として用います．

　保険診療においては，測定は，3カ月に1回のペースで行うことができます．装着具にフロスを通して測定器の本体軸部に取付けます．患者の歯と口唇の間に装着具を装着し，口腔内から装着具が引き出されるまで，本体を直線的に引っ張ります．口唇閉鎖力を測定することによって，口唇トレーニングが必要かどうかの判断基準にしたり，モチベーションの維持を図ることができます．

2. 口唇閉鎖不全の特徴

● 上口唇が富士山型．口唇が乾燥して，よく舐めている．
　➡ 口唇の筋力が弛緩していて（ゆるみ），口呼吸習慣となっている疑いがある．口臭や口腔内の乾燥，歯面の着色，う蝕の罹患，上顎前歯の傾斜はどうかの確認をする．

● 閉口でオトガイ部にしわがある．
　➡ 口に力を入れて口を閉じている可能性がある．普段口が開いている可能性がある．

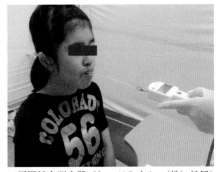

口唇閉鎖力測定器（りっぷるくん，（株）松風）

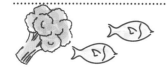
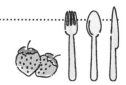

口腔機能発達不全症の評価基準

（「口腔機能発達不全症に関する基本的な考え方」日本歯科医学会，2020．より）

口腔機能発達不全症の評価基準 （離乳完了前）

A 機 能	B 分 類	C 項 目	指導・管理が必要であると判断する基準
食べる	哺 乳	先天性歯がある	視診による先天性歯（先天歯，出生歯）の有無を確認する．
		口唇，歯槽の形態に異常がある（裂奇形など）	視診による口唇・歯槽の形態異常の有無を確認する．
		舌小帯に異常がある	視診により以下の症状の有無を確認する． ①舌小帯短縮症を呈している． ②舌の挙上時に分葉舌がみられる． ③舌小帯の運動制限を認める（舌尖を歯列の外に出すことができない）．
		乳首をしっかり口にふくむことができない	視診により乳首をしっかり口にふくむことができているか否かを確認する．
		授乳時間が長すぎる，短すぎる	保護者への問診，視診によりリズミカルな吸啜運動ができているか適切な授乳時間（15～20分）で哺乳できているか否かを確認する．
		哺乳量・授乳回数が多すぎたり少なすぎたりムラがある等	保護者への問診により月齢に応じた哺乳量と授乳回数について確認する．
	離 乳	開始しているが首の据わりが確認できない	首が据わってから離乳が開始されているか否かを確認する．
		スプーンを舌で押し出す状態がみられる	保護者への問診，視診により適切な離乳食の与え方をしているか否かを確認する．
		離乳食が進まない	保護者への問診，視診により適切な離乳食の与え方をしているか否かを確認する． ①9～11カ月で，離乳食摂取時の口唇の動きを確認し，左右への舌と口角の偏位がみられない場合，すりつぶし機能の獲得が遅れていると判断し，離乳食の形状（量・固さ）を調整する． ②12カ月～18カ月では離乳食摂取時の口唇閉鎖，舌の動きを観察し，前歯でのかじりとりや側方でのすりつぶしが行えているか確認し，食形態の調整を行う．
話 す	構音機能	口唇の閉鎖不全がある（安静時に口唇閉鎖を認めない）	視診によりずっと口を開けている所見がみられるか否かを確認する．
その他	栄養（体格）	やせ，または肥満である	（カウプ指数：{体重(g)／身長(cm)^2}×10 で評価） 現在　　体重　　　　g　身長　　　　cm　　　カウプ指数：＿＿＿＿＿＿ 出生時　体重　　　　g　身長　　　　cm やせまたは肥満でないか確認する．
	その他	口腔周囲に過敏がある 上記以外の問題点 （　　　　　　　　　）	鼻，頬や顎などの口の周辺，口の中に触れた途端に顔をそむけたり，全身に緊張がみられる場所があるか否かを確認する．

嚥下時に鼻腔に食物・水分の漏れがみられる（鼻咽腔閉鎖不全）か否かを確認する．
嚥下前後，嚥下時のムセの有無を確認する．
原始反射，特に口腔周囲の口唇探索反射（口の周囲に乳首などが触れるとその方向を追いかけるように顔を向けるや吸てつ反射（乳首などが口に入ると，舌で包み込むようにして吸おうとする）等が残存してる．

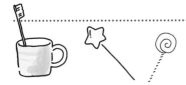
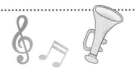

口腔機能発達不全症の評価基準（離乳完了後－1）

A 機能	B 分類	C 項目	指導・管理が必要であると判断する基準
食べる	咀嚼機能	歯の萌出に遅れがある	次の3つの条件，①〜③のいずれかを満たした未萌出の歯がある場合を "歯の萌出に遅れがある" と判断する． ①平均的な歯の萌出時期を過ぎている（乳歯では6カ月以上，永久歯では1年以上遅れている）． ②平均的な歯の萌出順序から考えて次に萌出する歯がすでに萌出している． ③反対側同名歯の萌出から12か月以上遅れている． ※歯の萌出時期については，日本小児歯科学会の報告「日本人小児における乳歯・永久歯の萌出時期に関する調査研究Ⅱ－その1．乳歯について－」，「日本人小児における乳歯・永久歯の萌出時期に関する調査研究Ⅱ－その2．永久歯について－」を基準とする．
		機能的因子による歯列・咬合の異常がある ：乳歯列完成後（3歳以降）に評価	※下記の異常のうち，明らかに機能的因子（口腔習癖や口呼吸，機能的顎編位等）が原因となっており，口腔機能の管理・指導により改善が見込まれるものを対象とする． 1. 乳歯列では小児歯科学会からの提言，3歳児歯科健康診断における不正咬合の判定基準に準ずる． 　①反対咬合，②上顎前突，③過蓋咬合，④開咬，⑤叢生，⑥交叉咬合 2. 混合歯列，永久歯列では，日本学校歯科医会の具体的な咬合判定「2」の基準に準ずる． 　①下顎前突，②上顎前突，③開咬，④叢生，⑤正中離開，⑥その他：これら以外の状態で特に注意すべき咬合並びに特記事項（例えば，過蓋咬合，交叉咬合，鋏状咬合，逆被蓋 　：たとえ1歯でも咬合性外傷が疑われる場合や，歯肉退縮や動揺の著しいもの．
		咀嚼に影響するう蝕がある ：離乳完了後（1歳半以降）に評価	視診により歯冠崩壊歯（C3以上の重症齲蝕，歯髄に達する破折歯）がある，または喪失歯がある（外傷歯も含む）．
		強く咬みしめられない ：乳歯列完成後（3歳以降）に評価	左右頬部（咬筋相当部）に触れ「強く咬みしめて」と指示しても咬筋の盛り上がりが触知でりが触知できない，口筋の盛り上がりに左右差がある．
		咀嚼時間が長すぎる，短すぎる ：離乳完了後（1歳半以降）に評価	ほぼ適正な咀嚼回数25〜30回を目安（「日本咀嚼学会からの発信」日本咀嚼学会HP掲載より）．「長すぎる」とは，口に入れてから嚥下完了までの所要時間が概ね1分以上のもの．「短すぎる」とは，咀嚼回数5回未満，口に入れてから嚥下完了までの所要時間が概ね5秒未満のもの．
		偏咀嚼がある ：乳歯列完成後（3歳以降）に評価	食べ物を左右のどちらか片方で極端に噛んでいるか否かを問診と左右頬部の触診から判断する．
	嚥下機能	舌の突出（乳児嚥下の残存）がみられる ：離乳完了後（1歳半以降）に評価	唾液嚥下を指示したときに，下記のいずれかに該当する． ①上下顎歯列間に舌が介在している． ②上下前歯舌面に舌を圧接させて嚥下する． ③歯列の側方に舌を突出させて嚥下する所見がある．
	食行動	哺乳量・食べる量，回数が多すぎたり，少なすぎたりムラがある等	保護者への問診によって月齢に応じた哺乳量・哺乳回数であるか，食べる量，回数，ムラ食べの有無を判断する．

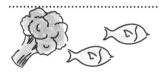
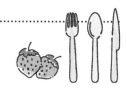

口腔機能発達不全症の評価基準 (離乳完了後－2)

A 機能	B 分類	C 項目	指導・管理が必要であると判断する基準
話 す	構音機能	構音に障害がある（音の置換，省略，歪み等がある）	5歳（発音の完成期）以降において，発語の際に音の置換，省略，歪み等がある．カ・サ・タ・ナ・ラ行を言わせてみて音の置換，省略，歪み等の有無を判断する．
		口唇の閉鎖不全がある 乳歯列完成後（3歳以降）	保護者への問診，視診からずっと口を開けている所見がみられる． 視診で口腔周囲筋，口唇の筋緊張の有無を判断（無力唇）する． 口唇閉鎖を指示した際にオトガイ部に緊張がみられる． 安静時に口唇閉鎖を認めず，口が開いてる．
		口腔習癖がある （吸指癖，舌突出癖，弄舌癖，咬唇癖，吸唇癖等）	乳歯列完成期以降（3歳以降）において，吸指癖，舌突出癖，弄舌癖，咬唇癖，吸唇癖等が頻繁に認められる．
		C-12 舌小帯に異常がある （舌挙上時の分葉舌等，舌小帯の運動制限を認める）	舌小帯短縮症を呈している． 舌の挙上時に分葉舌がみられる． 舌小帯の運動制限を認める． ①舌尖を歯列の外に出すことができない． ②開口時に舌尖で口唇に触れることができない． ③前方運動，垂直運動，側方運動，ポッピング等が困難である．
その他	栄養（体格）	やせ，または肥満である （カウプ指数，ローレル指数で評価）	乳幼児期：カウプ指数が 15 未満（やせ），または 22 以上（肥りすぎ）である． 学童期：ローレル指数が 100 以下（やせすぎ），または 160 以上（肥りすぎ）である．
	その他	口呼吸がある	鼻閉がない状態で口呼吸（習慣性口呼吸）がみられる．
		口蓋扁桃等に肥大がある	保護者への問診によって，①物を飲み込みにくそうにしている様子がある ②睡眠時，最初は仰臥位で寝ていてもいつのまにか側仰臥やうつ伏せで寝ている事が多い（扁桃の大きい子は仰臥位で寝ると扁桃が舌根部へ落ち込み無呼吸が起きやすくなるため自然と呼吸しやすい体位をとる）などの情報を得ると同時に，客観的に山本の分類[注] で 2 度以上のもの．幼児期において口蓋扁桃肥大第 3 度（口蓋扁桃が正中まで達する状態）である．学童期以降で口蓋扁桃肥大第 2 度（口蓋扁桃が口蓋弓を越える状態）以上である．
		睡眠時のいびきがある	鼻閉のない状態で，睡眠時にいびきがみられることが多い．
		C-17 上記以外の問題点 （　　　　　　　　）	● 乳児期においては先天性歯による舌下部の潰瘍（Riga-Fede 病）などがみられる． ● 以下のような誤嚥を疑う所見がある場合など． 　嚥下時に鼻腔に食物・水分の漏れがみられる（鼻咽腔閉鎖不全）． 　嚥下前後，嚥下時にムセがある． ● 保護者への問診から，なかなか飲み込まない，口の中の食物を吸う，遊びながら食べる，飲料で流し込んで飲み込む，食べこぼしが多いなど． ● 話し方に問題がある（話がゆっくり過ぎる，早口すぎる）など．
	口唇閉鎖力検査値		年齢別平均値に比較して 1 SD 以上低い．

注）口蓋扁桃肥大の分類（山本），（慣用的名称：Mckenzie 分類）／第 1 度（軽度）：前後口蓋弓を結ぶ想定面から軽く突出したもの／第 2 度（中程度）：前後口蓋弓を結ぶ想定面から強く突出したもの／第 3 度（高度）：両側扁桃が正中線で接触する程度のもの

（参考文献：新耳鼻咽喉科学第 11 版，p440，南山堂，2012．より）

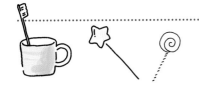
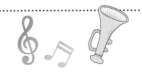

気をつけたい口と舌の癖（口腔習癖）

●指しゃぶり（吸指癖）

　指しゃぶりは，乳児期にはほとんどの小児にみられ，生理的な行為と考えられており，また手と口の協調運動や哺乳反射の減弱を促すという面では，口腔機能の発達面でも意義があるものといわれています．１～２歳では，機能発達面での意義は失われてきますが，刺激が少なく退屈なときや自分で気分を鎮めたいときなどにみられやすく，生理的な指しゃぶりの継続と考えられています．３～４歳になると，発語や運動が活発になるなかで自然にやめる小児が多くなりますが，指しゃぶりが継続すると吸指癖として小児の生活の中に定着しやすくなります．

　３歳を過ぎると，乳歯列が完成することから歯列・咬合への影響が出やすくなり，長時間吸指癖がみられる小児には，上顎前歯の前突や開咬，また上顎歯列の狭窄による臼歯部交叉咬合などがみられやすくなります．これらの歯列・咬合の異常は，口唇閉鎖や咀嚼などの機能不全を招くこともあります．

　１～２歳児の指しゃぶりは，あまり神経質にならずに生活全体を温かく見守り，スキンシップやおしゃべりの時間を増やす対応が望まれます．３歳を過ぎて習慣化がみられる場合も，生活リズムを整えたり外遊びでエネルギーを発散させることで，頻度を減らしていくことが大切です．４～５歳を過ぎると理解力も高まるので，歯並びなどへの影響をやさしく説明することで子どもの自覚を促しながら対応していくとよいでしょう．

●舌癖（舌突出癖，弄舌癖），異常嚥下癖

　通常，唾液や食べ物を飲み込むときには，口唇を閉じて上下の歯を咬み合わせ，舌を上顎の口蓋前方部につけて嚥下します．しかし，咬合の異常や口呼吸などがあると，口唇を閉じにくいので舌で前方部を塞いで飲み込もうとするため，舌を上下の前歯の間に押し込むようにして嚥下したり（異常嚥下癖），日常的に歯列を越えて舌を前方または側方に突出させたり（舌突出癖），また舌を無意識に不必要な位置や方向に習慣的に動かしたり（弄舌癖）する動きがみられやすくなります．とくに，指しゃぶりによる開咬・上顎前突などの咬合異常や，鼻疾患による口呼吸と口唇閉鎖不全があると，舌癖や異常嚥下癖が生じやすいと考えられています．

　これらの舌の癖が継続すると，上下顎前突や空隙歯列が起こりやすくなり，また開咬が顕著になります．これらの形態的な問題が，さらに舌癖や口唇閉鎖不全を助長して摂食嚥下や発音の機能にも影響を及ぼし，形態と機能の悪循環が起こりやすくなります．

　舌癖や異常嚥下癖への対応としては，正常な嚥下時の舌の位置を覚えることが大切です．舌癖を改善するための訓練（口腔筋機能療法，MFT）は，４～５歳くらいになると理解力も出てくるのでアプローチが可能になります．舌癖の改善のためには鼻呼吸や口唇閉鎖も必要です．また，上顎歯列が狭窄して高口蓋になっている場合は，舌を口蓋につけることが難しいため，MFTの指導前に上顎歯列の拡大が必要になることもあります．習癖除去装置（ハビットブレーカー）の使用が検討される場合もありますので，状況に応じた対応が望まれます．

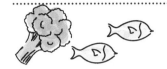
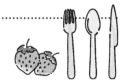

● 口呼吸，口唇閉鎖不全

呼吸は通常，鼻で行いますが，何らかの原因で鼻呼吸が障害されると，代わりに口で呼吸をすることになり，それが癖になってしまうことが少なくありません．日常的に無意識に口で呼吸している小児では，同時に口唇の弛緩と開口（口唇閉鎖不全）がみられやすくなります．口呼吸が習慣化すると，顎の成長や歯列・咬合にも影響が生じやすくなり，口腔内が乾燥して唾液の働きが低下することで，口臭，歯肉の炎症，歯の着色などを起こしやすくなります．また，口唇閉鎖不全が継続することにより，摂食嚥下などの機能障害にもつながることもあります．

口呼吸の原因としては，以下のものが考えられます．

①アデノイド（咽頭扁桃）肥大などの鼻咽腔の形態的な問題による通気障害や，アレルギー性鼻炎などによる鼻づまりによるもの（一時的な鼻づまりからの口呼吸が継続することもある）

②指しゃぶりによる開咬や上顎前突などの咬合異常や，口腔周囲筋のアンバランスなどによる口唇の閉鎖不全

③日常の生活習慣によるもの（咀嚼不足などによる口腔周囲筋の筋力低下，猫背などの姿勢不良による筋力バランスの変化）

口呼吸や口唇閉鎖不全への対応では，まず鼻呼吸や口唇閉鎖の可否を確認する必要があります．アデノイド肥大やアレルギー性鼻炎などの鼻疾患があり，鼻呼吸がうまくできない場合は，耳鼻咽喉科への受診を勧めます．また，歯列・咬合の不正により口唇が閉じにくい場合は，矯正治療の必要を検討します．

鼻呼吸や口唇閉鎖は可能でも，習慣的な口呼吸と開口がみられる場合は，日常生活の中で鼻呼吸と口唇の閉鎖を促していく対応が望まれます．低年齢のうちは，積極的に口を使って吸ったり吹いたりする遊びで口唇を閉じる力をつけたり，鼻から息を吸ったり出したりすることを遊び感覚で練習するといいでしょう．3〜4歳になれば理解力もついてくるので，鼻呼吸の大切さを説明して少しずつ意識づけていったり，食事のときに口唇を使って食べ物を取り込ませたり，口を閉じてよく噛むことなどを教えていきます．口唇閉鎖力の低い小児には，口唇のトレーニングを考えてもいいでしょう．

● 咬唇癖（吸唇癖）

咬唇癖は，唇を咬んだり吸ったりすることが癖になったもので，下唇を咬む場合が多くみられます．もともと咬み合わせが深めだったり（過蓋咬合），上顎前歯が突出している（上顎前突）場合，上下の前歯の間に下唇が入り込みやすく，日常的に下唇を咬んだり吸ったりする癖がみられやすいようです．また，母乳や哺乳ビンをやめたときに，吸啜本能を満たすために唇を吸う行為が始まり，それが癖になってしまう場合も考えられます．咬唇癖が続くと，上顎前歯の前突や下顎前歯の舌側傾斜が生じて，より下唇が上下の前歯の間に入りやすくなって口唇が閉じにくくなるため，上顎前歯の突出がさらに顕著になってしまいます．

低年齢のうちはおしゃべりや外遊びなどで気分を発散させて様子をみていきますが，4〜5歳になったら歯並びへの影響を説明したり，装置を使った治療・訓練なども可能になります．

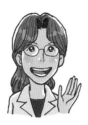
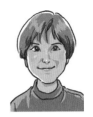

■ 著 者

井上 美津子 (いのうえ みつこ)

■ 略 歴

1974年　東京医科歯科大学歯学部卒業
1977年　昭和大学歯学部助手（小児歯科学）
1983年　昭和大学歯学部講師（小児歯科学）
1994年　昭和大学歯学部助教授（小児歯科学）
2006年　昭和大学歯学部教授（小児成育歯科学）
2015年　昭和大学歯学部客員教授（小児成育歯科学）

公的役職 （過去を含む）

日本小児歯科学会常務理事
日本小児歯科学会関東地方会監事
日本障害者歯科学会評議員
日本摂食嚥下リハビリテーション学会評議員
日本小児口腔外科学会常務理事
内閣府「食育推進会議」専門委員
厚生労働省「歯科保健と食育の在り方に関する検
　討会」委員
厚生労働省「歯科口腔保健の推進に関する専門委
　員会」委員
東京都小児保健協会副会長
東京医科歯科大学歯学部兼任講師
など

田村 文誉 (たむら ふみよ)

■ 略 歴

1989年　昭和大学歯学部卒業
　　　　同学部第三補綴学教室
1991年　同学部口腔衛生学教室
2001年　アラバマ大学歯学部留学（１年）
2004年　日本歯科大学講師（総合診療科）
2008年　日本歯科大学准教授（総合診療科）
2013年　日本歯科大学教授（口腔リハビリテーショ
　　　　ン多摩クリニック）

公的役職 （過去を含む）

日本障害者歯科学会理事
日本摂食嚥下リハビリテーション学会評議員
日本歯科医学会重点研究委員会委員長
農林水産省「食育推進会議」専門委員
厚生労働省「授乳・離乳の支援ガイド改訂に関す
　る研究会」委員
厚生労働省「中央社会保険医療協議会」専門委員
など

食べる機能・口腔機能の発達 Q & A

発　行　令和２年５月５日　第１版第１刷
編　著　井上 美津子／田村文誉
© IGAKU JOHO-SHA Ltd., 2020. Printed in Japan
発行者　若松明文
発行所　医学情報社
〒113-0033 東京都文京区本郷 3-24-6
TEL 03-5684-6811　FAX 03-5684-6812

URL http://www.dentaltoday.co.jp

待合室の **患者さんへの** "ベストアンサー" シリーズ　**既巻**

各分野のエキスパート，プロフェッショナルがわかりやすく解説します．
待合室に，患者さん指導に大変好評のシリーズです．

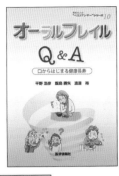 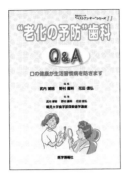 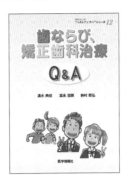 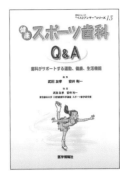

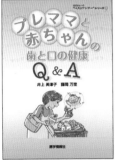

健康スポーツ歯科 Q&A
武田友孝（東京歯科大学教授）／安井利一（明海大学教授）著

歯ならび，矯正歯科治療 Q&A
清水典佳（元日本大学教授）他　著

"老化の予防"歯科 Q&A
武内 博朗（綾瀬市開業／鶴見大学臨床教授・歯学部探索歯学講座）／
野村 義明（鶴見大学教授・歯学部探索歯学講座）／
花田 信弘（鶴見大学教授・歯学部探索歯学講座）著

オーラルフレイル Q&A
平野浩彦（東京都健康長寿医療センター部長）／飯島勝矢（東京大学教授）／
渡邊 裕（北海道大学准教授・高齢者歯科学）著

プレママと赤ちゃんの歯と口の健康 Q&A
井上美津子（元昭和大学教授）／藤岡万里（昭和大学非常勤講師）著

顎関節症 Q&A
中沢勝宏（東京都開業）著

歯ぎしり Q&A
馬場一美（昭和大学教授）著

子どもの歯と口のトラブル Q&A
井上美津子（元昭和大学教授）著

金属アレルギーとメタルフリー治療 Q&A
白川正順（元日本歯科大学教授）／石垣佳希（日本歯科大学准教授）著

歯周病と全身の健康 Q&A　補訂版
和泉雄一（元東京医科歯科大学教授）編

息さわやかに Q&A
川口陽子（東京医科歯科大学教授）編

口腔がん，口腔がん検診 Q&A
山本浩嗣（元日本大学松戸教授）／久山佳代（日本大学松戸教授）著

指しゃぶり，おしゃぶり Q&A
井上美津子（元昭和大学教授）著

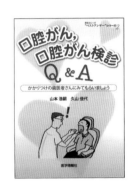

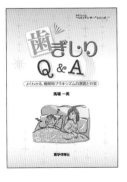

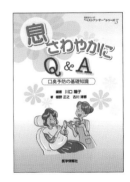

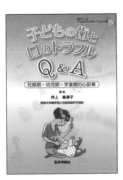 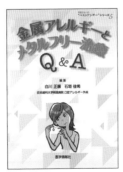 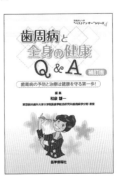

■A4判　40〜50頁　カラー　■各定価（本体 3,000 円＋税）